# 传世名方

主　编　陈哲实
副主编　郭长喜

陕西新华出版
陕西科学技术出版社
Shaanxi Science and Technology Press
西安

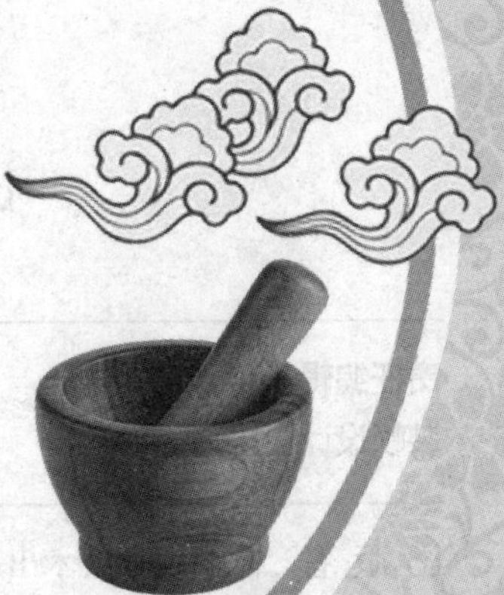

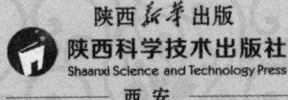

图书在版编目（CIP）数据

传世名方 / 陈哲实主编 . -- 西安：陕西科学技术出版社，2025.3. -- ISBN 978-7-5369-9219-1

Ⅰ . R289.5

中国国家版本馆 CIP 数据核字第 2025G0F863 号

# 传世名方
## CHUANSHI MINGFANG

陈哲实　主编

| | |
|---|---|
| **责任编辑** | 付　琨 |
| **装帧设计** | 天之赋设计室 |

| | |
|---|---|
| 出 版 者 | 陕西科学技术出版社 |
| | 西安市曲江新区登高路 1388 号陕西新华出版传媒产业大厦 B 座 |
| | 电话（029）81205187　传真（029）81205155　邮编 710061 |
| | http://www.snstp.com |
| 发 行 者 | 陕西科学技术出版社 |
| | 电话（029）81205180　81205178 |
| 印　　刷 | 三河市天润建兴印务有限公司 |
| 规　　格 | 670mm×955mm　16 开本 |
| 印　　张 | 16 |
| 字　　数 | 130 千字 |
| 版　　次 | 2025 年 3 月第 1 版 |
| | 2025 年 3 月第 1 次印刷 |
| 书　　号 | ISBN 978-7-5369-9219-1 |
| 定　　价 | 58.00 元 |

版权所有　翻印必究

# 编者的话

距离上次写书，时间已经过去七八年了。在这个期间，无数次想动笔，却因为各种原因而搁浅！

当然，工作忙、没有时间是最主要的原因，尤其是这几年，每天忙着教学、直播，也有学生想来帮我整理一下我的课程内容，将其整理成书，但因为其内容太过庞大，并且太过专业，只能作为专业人员的工具书而放弃。

很多人之所以对中医感兴趣，还是因为中医的很多方法简便易行，并且花费少，在家里就能够调理好家人的身体。更重要的是中医一直提倡以养生为主，治疗为辅，在以前，很少有中医会提到"治病"这二字，一般都是教会人使用用食养、功法、心态调整等方法来进行身体的调理。

但是现如今，我们更多的是自己不想去学习，把命运交到别人的手上，想通过在医院里做做手术、"挂挂水"，就能使身体恢复如初，这显然是痴人说梦。

大家都知道，命运只能掌握在自己的手中，通过学习，来改变自己的命运，是我们现在能够找到的最简单，也最靠谱的方法了。

没写书的这几年中，出现了一些让我遗憾的事情，这些事促使我决定快速地完成本书。2023年年底，我的小表弟，才34岁，在老家的银行上班，快下班时突发脑溢血，就这么离开了。这件事让我感到非常懊悔，也非常自责，因为我帮助了那么多的人，这次却没有帮到自己的亲人。如果平时和亲人多聊一些，让他们多掌握一些急救的常识，在遇到紧急情况的时候就能够自救一下。

生命不能重来，我们的一生，没有多少试错的机会，命运就是一条一条的分岔路，而我们就像一个过河的卒子，只能向前，不能后退。

好在我们中华民族有着几千年的文明，有无数的古圣先贤们为我们留下了宝贵的经验和遗产。教给我们如何通过养生来让自己延年益寿，让我们不走弯路。

医圣张仲景在《伤寒论》中说："当今居世之士，曾不留神医药，精究方术，上以疗君亲之疾，下以救贫贱之厄，中以保身长全，以养其生。而但竞逐荣势，企踵权豪，孜孜汲汲，唯名利是务，崇饰其末，而忽弃其本，欲华其表而悴其内，皮之不存，毛将安附？"

希望有更多的人能够有缘看到我这本书。通过阅读这本书，哪怕只为大家解决一个平时的小感冒，我也就心满意足了！

因为这本书的筹备比较仓促，所以很多内容都是总结前辈留下的宝贵文献资料。这些文献中既有丰富的中医理论，也有屡试不爽的治病良方。这本《传世名方》，力求实现学以致用，造福人民。也希望后续能够有时间，为大家整理总结出更多的资料，再分享给大家。

本书以临床医学的专科为大的分类，以症状和疾病为细分小类，以方为主，涉及内科、外科、儿科、五官科、皮肤科、妇科、男科等，既有常见病、多发病，又有疑难重病。所选内容有的为医学典籍中的传世名方，有的则为中医名家几十年临床实践的经验总结，疗效确切可靠、针对性强，大家可以按图索骥，选取适用自己的方法。

关于本书，值得注意的是，书中方药剂量及其单位尊重出处及来源，参考方药时请斟酌再三。另外，中医讲究辨证施治，因个体差异不同，书中所列名方未必适合所有人，建议配合医院的诊断并遵医嘱使用。重大疾病须及时就医。

希望本书的出版，能让更多的人感受到中医学的博大精深。若能使读者从中得到启发，便是本书最大的价值所在。

郭三一于江西鹰潭上清镇<br>
2024年11月11日

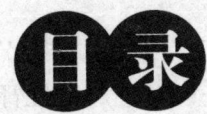

# 目录

## 第1章 常见病的传世名方

| | | | |
|---|---|---|---|
| 咳嗽 | 1 | 脚气 | 20 |
| 感冒 | 3 | 牙痛 | 21 |
| 腹泻 | 4 | 哮喘 | 22 |
| 失眠 | 6 | 痔疮 | 23 |
| 脱发 | 9 | 冻疮 | 25 |
| 口腔溃疡 | 11 | 颈椎病 | 27 |
| 贫血 | 14 | 单纯性肥胖 | 29 |
| 气血不足 | 16 | 糖尿病 | 31 |
| 中暑 | 16 | 高血压 | 33 |
| 便秘 | 18 | | |

## 第2章 内科疾病的传世名方

| | | | |
|---|---|---|---|
| 上呼吸道感染 | 36 | 胃与十二指肠溃疡 | 53 |
| 急性支气管炎 | 38 | 胃下垂 | 55 |
| 慢性支气管炎 | 42 | 急性胃肠炎 | 56 |
| 支气管哮喘 | 43 | 高脂血症 | 58 |
| 肺炎 | 47 | 风湿性关节炎 | 60 |
| 慢性阻塞性肺气肿 | 48 | 病毒性心肌炎 | 62 |
| 结核性胸膜炎 | 49 | 心脏神经官能症 | 65 |
| 慢性胃炎 | 51 | 脑血管意外后遗症 | 66 |

| | |
|---|---|
| 脑动脉硬化症……68 | 眩晕……82 |
| 脑出血……70 | 疟疾……83 |
| 面神经炎……71 | 急性肾盂肾炎……84 |
| 肝硬化……72 | 慢性肾盂肾炎……85 |
| 单纯性甲状腺肿……74 | 急性肾小球肾炎……86 |
| 甲状腺功能亢进症……75 | 慢性肾小球肾炎……88 |
| 脂肪肝……77 | 尿路感染（下尿路感染）……89 |
| 痢疾……79 | 泌尿系统结石……90 |
| 自汗、盗汗……80 | 乳糜尿……91 |

## 第3章 外科疾病的传世名方

| | |
|---|---|
| 痈疽疔疖……94 | 脂肪瘤……115 |
| 胆囊炎……98 | 甲状腺腺瘤……117 |
| 丹毒……99 | 甲状腺炎……118 |
| 烧伤……101 | 泌尿系结石……120 |
| 急性阑尾炎……103 | 胆道系统感染和胆石症……121 |
| 急性乳腺炎……106 | 疝气……124 |
| 血栓闭塞性脉管炎……110 | 下肢静脉曲张……125 |
| 血栓性浅静脉炎……112 | 破伤风……127 |
| 急性蜂窝织炎……114 | 颈部淋巴结结核（瘰疬）……129 |

## 第4章 儿科疾病的传世名方

| | |
|---|---|
| 厌食……131 | 小儿便秘……139 |
| 小儿口疮……133 | 婴儿湿疹……141 |
| 营养不良……136 | 水痘……142 |
| 小儿腹泻……137 | 鹅口疮……143 |

小儿麻痹症·············· 144　　麻疹················ 148

小儿肺炎··············· 144

## 第5章　五官科疾病的传世名方

睑缘炎··············· 150　　咽喉炎··············· 182

溃疡性角膜炎············ 153　　急性扁桃体炎············ 186

急性传染性结膜炎·········· 156　　慢性扁桃体炎············ 189

睑腺炎··············· 158　　外耳道炎·············· 190

白内障··············· 161　　外耳湿疹·············· 193

青光眼··············· 164　　化脓性中耳炎············ 195

虹膜睫状体炎············ 167　　非化脓性中耳炎··········· 198

急性鼻炎·············· 170　　梅尼埃病·············· 201

慢性鼻炎·············· 171　　牙周炎··············· 202

鼻窦炎··············· 174　　牙痛················ 206

鼻出血··············· 178

## 第6章　皮肤科疾病的传世名方

手足甲癣·············· 210　　黄褐斑··············· 217

过敏性紫癜············· 212　　痤疮················ 218

漆疮················ 214　　银屑病··············· 220

过敏性皮炎············· 215

## 第7章　妇科疾病的传世名方

乳腺增生·············· 222　　闭经················ 227

月经不调·············· 223　　盆腔炎··············· 228

痛经················ 225　　阴道炎··············· 229

女性不孕·················· 232　　子宫肌瘤·················· 233

## 第8章　男科疾病的传世名方

遗精······················ 235　　早泄······················ 242
少精子症·················· 237　　免疫性不育················ 244
阴茎勃起障碍·············· 239　　附：补肾奇方·············· 246
阳痿······················ 241

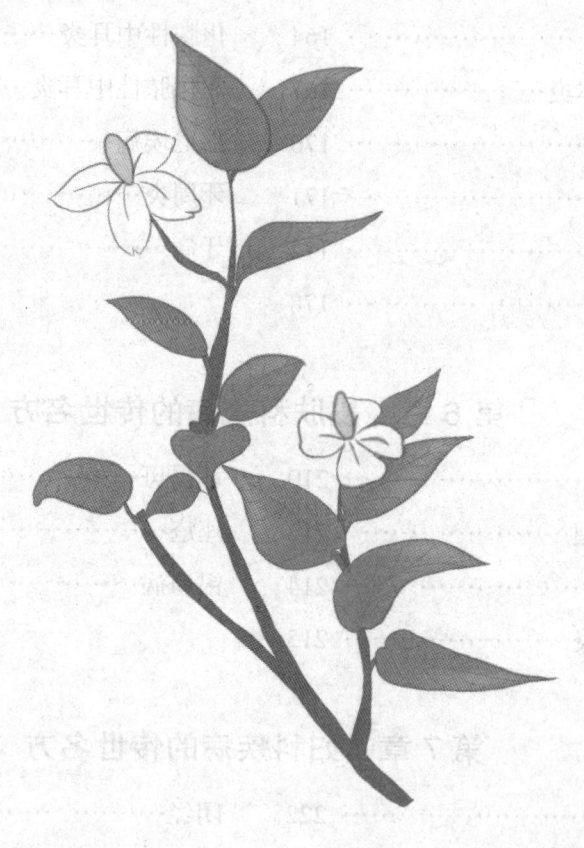

# 第1章 常见病的传世名方

## ◎ 咳嗽

感冒、急慢性支气管炎、支气管扩张、支气管哮喘、肺炎、肺结核等疾病均可发生咳嗽，其他脏腑有病影响到肺时也可引起咳嗽。咳嗽一症，首先应当鉴别其为外感咳嗽还是内伤咳嗽。一般说来，外感咳嗽多有明显的致病原因，起病较急，病程较短，其特点为必兼表证，多属实证，治疗以疏散外邪、宣通肺气为主；内伤咳嗽常无明显诱因，起病缓慢，病程较长，特别是肺阴虚和肾阳虚咳嗽，多久而不愈，或反复发作，此病以虚证为多，治疗以调理脏腑功能为主。

咳嗽的辨证，要抓住咳嗽的特点。如咳嗽白天甚者常为热、为燥，夜间甚者多为肾虚、脾虚或痰湿。辨痰方面，痰清稀者属寒、湿，黏稠者属热属燥；痰色白属风、寒、湿，色黄属热；痰多者属痰湿、脾肾虚，痰少者多为风寒束表或阴虚等，燥咳时痰少难出，甚至无痰。

不论是外感咳嗽或是内伤咳嗽，均可因肺气不利而滋生痰液，固治咳时应佐以化痰药。此外，咳嗽还应注意以下3点：①咳嗽初期应以宣通肺气为主，一般不宜使用收敛性止咳药，以免"闭门留寇"，而咳嗽日久，损伤肺气，可酌加敛肺收涩之品，如五味子、罂粟壳等。②因咳嗽除直接与肺有关外，常与肝、脾、肾等互相联系，故宜选用相宜的药物，做适当的配伍。③在药物治疗的同时，还应注意患者饮食起居的调节，如防寒、戒烟、戒酒，不宜食用肥、甘、辛辣及过寒的食物，应参加适当的体育锻炼，以提高机体抗病能力，从而达到早期治愈或根治的目的。

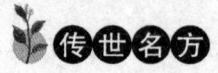 传世名方

## 人参败毒散

【来源】《太平惠民和剂局方》

【别称】败毒散

【配方】柴胡（去苗）、甘草（炙）、桔梗、人参（去芦）、川芎、茯苓（去皮）、枳壳（去瓤，麸炒）、前胡（去苗，洗）、羌活（去苗）、独活（去苗）各三十两。

【用法】为粗末，每服二钱，水一盏，入生姜、薄荷各少许，同煎七分，去滓，不拘时候，寒多则热服，热多则温服。

【功效】益气解表，散风除湿。

【主治】伤寒时气，头项强痛，壮热恶寒，身体烦疼，以及寒壅咳嗽，鼻塞声重，风痰头痛，哕呕寒热。

## 五拗汤

【来源】《仁斋直指方论》卷八引《澹寮方》

【配方】麻黄（不去节）、杏仁（不去皮）、甘草（生用）、荆芥穗、桔梗各等份。

【用法】咀，加生姜3片，同煎，温服。

【加减】咽痛甚者，加朴硝少许。

【功效】祛风散寒，止咳平喘。

【主治】风寒咳嗽，肺气喘急。

## 太平膏

【来源】《类证活人书》

【配方】紫菀、款冬花、杏仁霜各三两，知母、川贝母、茜根、薄荷末各二两，百药煎、粉草、海粉（飞净）各一两，诃子、肉儿茶各五钱。

【用法】研极细末，炼白蜜和药，不拘时噙化。

【功效】清热肃肺，止嗽利咽。

【主治】火烁肺金，气失清化，致干咳烦嗽，痰红咯血，呕血吐血，咽痛喉哑、喉痹，梅核气，肺痿等。

## ◎ 感冒

感冒一般称为"伤风"或"冒风"，是由病毒引起的常见的呼吸道传染病。中医认为，本病系感受六淫之邪，机体卫外功能减弱，邪犯肺卫，卫表不和而致病。

本病的潜伏期约一日，起病较急，开始病变局限于鼻咽部，以后可向下发展，影响到喉部、气管、支气管。其临床表现主要为鼻塞、流涕、喷嚏、咳嗽、咽部不适、头痛、恶寒、发热、全身不适等。

由于感受的外邪不同，以及体质强弱的差异，感冒又有风寒、风热、暑湿，以及气虚、血虚、阴虚、阳虚外感等不同证候，临证时应详加区别。

对本病的治疗，应根据外邪的不同性质，以驱除外邪为主。风寒感冒宜辛温解表；风热感冒宜辛凉解表；暑湿感冒宜清暑祛湿；体虚感冒，又当根据气虚、血、阴、阳亏损的不同情况，分别予以益气、养血、滋阴、助阳解表等方法，不可专行发散或扶正。

感冒病情虽较轻，但发病率高，且易反复感染，影响工作和学习，故应积极预防。平时应注意锻炼身体，增强体质，冬春季节，天气变化时，应及时增减衣服等。

### 葱豉汤

【来源】《孟诜方》
【配方】连须葱白30克，淡豆豉10克，生姜3片，黄酒30克。
【用法】将葱白、淡豆豉、生姜加水500克，煎沸再加黄酒煎煮。热服，服后盖被取汗。

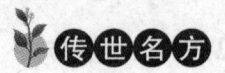

【功效】解表和中。
【主治】外感风寒型流行性感冒。

## 香薷饮

【来源】验方
【配方】香薷10克，厚朴5克，白扁豆6克。
【用法】先将香薷、厚朴洗净剪碎，白扁豆炒黄捣碎，一起放入保温杯中，以沸水冲入，加盖温浸30分钟，代茶频服。得汗后即减为日服2次。
【功效】祛暑利湿，健脾行气。
【主治】暑湿感冒。

# ◎ 腹泻

腹泻是指排便次数多于平日，粪便稀薄，水分增加，或含未消化食物或脓血。腹泻常伴有排便急迫感、肛周不适、失禁等症状。根据病理生理可分4类：①肠腔内渗透压增加，超过血浆渗透压，引起的高渗性腹泻；②吸收功能障碍引起的吸收障碍性腹泻；③分泌增多引起的分泌性腹泻；④运动功能失调，蠕动亢进，引起的运动性腹泻。

本病属中医学"泄泻"范畴。以大便溏薄而势缓者为泄，以大便清稀如水而直下者为泻。中医学认为"泄泻之本，无不由于脾胃"，故多责之脾虚湿盛。

## 白术车前煎剂

【来源】《中医单方验方选》
【配方】土炒白术30克，车前子15克（包）。

【用法】水煎服，每日1剂。
【功效】健脾益气，利水止泻。
【主治】水泻。

## 三鲜饮

【来源】《中医单方验方选》
【配方】鲜藿香15克，鲜荷叶、鲜扁豆叶各9克，六一散9克（包）。
【用法】水煎服，每日1剂。
【功效】芳香化湿，祛暑止泻。
【主治】暑热泄泻。

## 芍甘汤

【来源】《中医单方验方选》
【配方】杭芍药90克，甘草6克。
【用法】水煎服，每日1剂。
【功效】柔肝止痛。
【主治】腹痛腹泻。

## 苍术砂仁散

【来源】《山西医刊》
【配方】苍术、砂仁各适量。
【用法】研成细末，装瓶备用。每次1~1.5克，每日3次，白开水送下。
【功效】健脾开胃，燥湿止泻。
【主治】腹泻。

## 枫叶汤

【来源】《浙江中医杂志》

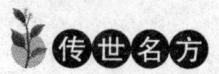

【配方】枫叶（陈旧者佳）30克。
【用法】水煎服，每日1剂。
【功效】祛风，利湿，止泻。
【主治】腹泻。

### 防风汤

【来源】《浙江中医杂志》
【配方】防风15克。
【用法】水煎服，每日1剂。
【功效】祛风利湿，消炎杀菌。
【主治】慢性腹泻。

## ◎ 失眠

　　失眠是最常见的睡眠障碍。失眠症是一种持续相当长时间的睡眠的质和量令人不满意的状况。失眠者随着年龄增长而症状加重。失眠类型有入睡困难和续睡困难或早醒等症状。患者次日感到体力恢复不佳，甚至有焦虑、紧张不安或压抑感，严重者有心率加快，体温增高，周围血管收缩等自主神经症状，其表现为入睡困难，入睡时间长达30～60分钟，睡眠中至少觉醒1次。觉醒后仍有疲怠不快，头脑昏沉等不适感。

　　其病因可分为4类。①环境原因：由于工作或生活上的变化，如上夜班、乘坐车船、航空旅行的时差，以及寝室中的亮光、噪声等，均影响睡眠，一般能在短期内适应。②躯体原因：如关节病的疼痛、心源性或肺源性气急、甲状腺功能亢进的心悸、各种病因引致的尿频，以及瘙痒、咳嗽等，均可导致失眠。③精神原因：兴奋和焦虑最易造成短期的失眠，入睡困难常为主要现象，长期失眠多见于忧郁症和神经衰弱，忧郁症患者苦于常觉醒和晨醒过早。神经衰弱患者亦常诉失眠。脑电图记录可见睡眠总时间并不减少，而觉醒的次数和时间略有增加。和正常睡眠的主要区别在于神经衰弱患者记得各个觉醒期中所听到的或看到的环境刺激，并因此而感到烦恼不安，而正常人不加注意，或者遗忘。④药物原因：许多药物如苯丙胺、咖啡碱、麻黄素、氨茶碱等，均能引致失眠。长期服用一般安眠剂也可使快速眼动期失眠相对减少，停服后又可因快速眼动期的反跳现象而产生噩梦。

中医称失眠为"不寐"，指脏腑机能紊乱，气血亏虚，阴阳失调，导致不能获得正常睡眠的常见病。临床常分为肝郁血虚型、痰热内扰型、心脾两虚型、心虚胆怯型、心肾不交型、阴虚火旺型6个证型。①肝郁血虚型：症见难以入睡。即使入睡也多梦易惊，或胸胁胀满，善叹息，平时性情急躁易怒，舌红，苔白或黄，脉弦数。治宜疏肝养血安神。②痰热内扰型：可见睡眠不安，心烦口苦，目眩，头重，胸闷恶心，嗳气，痰多，舌质偏红，舌苔黄腻，脉滑数。治宜清热化痰，养心安神。③心脾两虚型：患者不易入睡或睡中多梦，易醒，醒后再难入睡，或兼见心悸，心慌，神疲，乏力，口淡无味，或食后腹胀，不思饮食，面色萎黄，舌质淡，舌苔薄白，脉缓弱。患者目前或既往有崩漏、月经过多、贫血、大手术等病史。治宜补益心脾，养血安神。④心虚胆怯型：症见夜寐多梦易惊，心悸胆怯，终日惕惕，舌淡、苔薄，脉弦细。治宜益气镇惊，安神定志。⑤心肾不交型：心烦不寐，头晕耳鸣，烦热盗汗，咽干，精神萎靡，健忘，腰膝酸软，男子滑精阳痿，女子月经不调，舌尖红，苔少，脉细数。治宜交通心肾。⑥阴虚火旺型：心烦失眠，入睡困难，手足心发热，盗汗，口渴，咽干，口舌糜烂，舌质红苔少，脉细数。治宜滋阴降火，清心安神。

## 甘麦大枣汤

【来源】《金匮要略》

【配方】浮小麦9～15克，甘草9克，大枣（去核）5～7枚。

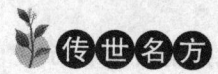

【用法】先将浮小麦、大枣淘洗浸泡，入甘草同煎煮，待浮小麦、大枣熟后去甘草、小麦，分2次吃枣喝汤。
【功效】养心安神。
【主治】失眠属肝郁血虚型。症见难以入睡。即使入睡也多梦易惊，或胸胁胀满，善叹息，平时性情急躁易怒，舌红，苔白或黄，脉弦数。

## 交泰丸

【来源】《韩氏医通》
【配方】生川连1.5克，肉桂心15克。
【用法】上2味，研细，白蜜为丸。每服1.5～2.5克，空腹时用淡盐汤下。
【功效】交通心肾，清火安神。
【主治】失眠属心火偏亢，心肾不交者。症见心烦不寐，头晕耳鸣，烦热盗汗，咽干，精神萎靡，健忘，腰膝酸软，男子滑精阳痿，女子月经不调，舌尖红，苔少，脉细数。

## 半夏秫米汤

【来源】《黄帝内经》
【配方】半夏（用制半夏，如法半夏、半夏曲）15克，秫米（高粱米）50克。
【用法】秫米去壳，淘洗干净，备用。用河中长流水，澄清，取清液煮秫米、半夏为粥，去渣即成。1日3次，每次饮1小杯，连服3日，以见效为止。
【功效】祛痰降逆，和胃，调阴阳。
【主治】因痰滞胃而致的阴阳失调之失眠，即"胃不和则卧不安"。胃火重者忌服。

## 酸枣仁

【来源】验方

【配方】酸枣仁9克。
【用法】捣碎，水煎。每晚睡前1小时服用。
【功效】养心安神。
【主治】失眠属心血虚者，心悸，心慌，虚烦不得眠。

### 夜交藤粥

【来源】验方
【配方】夜交藤（何首乌的藤茎）60克，粳米50克，大枣2枚，白糖适量。
【用法】取夜交藤用温水浸泡片刻，加清水500毫升，煎取药汁约300毫升，加粳米、白糖、大枣，再加水200克煎至粥稠即可。每晚睡前1小时，趁热食，连服10日为1个疗程。
【功效】养血安神，祛风通络。
【主治】虚烦不寐，顽固性失眠，多梦症。

## ◎ 脱发

　　脱发即头发过量地脱落。如果平均每日脱发超过100根，持续2~3个月视为脱发。脱发除了与现代快速、紧张的生活和工作节奏，以及激烈的社会竞争所带来的精神压力造成神经系统功能紊乱和免疫反应性疾病有关外，也不能忽视身体某些疾病带来的变化。
　　中医称脱发为"发堕""油风"。中医理论认为，肾为先天之本，其华在发。因此头发的生长与脱落过程反映了肾中精气的盛衰。肾气盛的人头发茂密有光泽，肾气不足的人头发易脱落、干枯、变白。头发的生长与脱落、润泽与枯槁除了与肾中精气的盛衰有关外，还与人体气血的盛衰有着密切的关系。老年人由于体内气血不足、肾精亏虚，常出现脱发的现象，这是人体生、长、壮、老的客观规律。而年轻人脱发不仅影响整体形象，

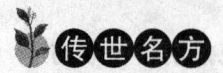
**传世名方**

还可能是体内发生肾虚、血虚的一个信号,此时必须进行治疗。在中医辨证时,又有血热生风、阴虚血亏、气血两亏、瘀血阻滞引起脱发的区别。

斑秃属于脱发的一种,特点是头发呈片状脱落,民间俗称"鬼剃头"。中医认为是血虚生风,发失滋荣所致。治疗时一般采用外治,其基本原则是刺激局部头皮充血,促进毛发生长。

## 通窍活血汤

【来源】《医林改错》

【配方】赤芍、川芎各一钱,桃仁(研泥)、红花各三钱,老葱(切碎)三根,鲜姜(切碎)三钱,红枣(去核)七个,麝香(绢包)五厘。

【用法】同黄酒半斤,将前七味煎一盅,去渣,将麝香入酒内,再煎二沸,临睡服。大人一连三晚,服三剂,隔一日再服三剂;若七八岁小儿,两晚服一剂;三两岁小儿,三晚服一剂。

【功效】活血通窍。

【主治】瘀阻头面的头痛昏晕、脱发、耳聋、面部紫印、青记、眼疼白珠红、酒渣鼻;妇女干血劳,或男子劳病,交节病作;小儿疳症,肌肉消瘦,腹大青筋,毛悴色消,午后潮热,尿如米泔;伤寒、瘟疫、痘疹、痞块引起的牙疳等。

## 润肌膏

【来源】《外科正宗》

【配方】麻油四两,当归五钱,紫草一钱。

【用法】同熬药枯,滤清,将油再熬,加黄蜡五钱,化尽,倾入碗内,放冷,搽抹患处。

【功效】凉血祛风,润燥止痒。

【主治】秃疮干枯,白斑瘙痒,脱发。

## ◎ 口腔溃疡

口腔溃疡，也叫口疮，就是口内生疮，其边缘色红，中心是黄绿色的溃烂点，疼痛剧烈，流口水，常伴口臭、口干、尿黄、大便干结等症状。轻的口疮只溃烂一两处，重的口疮可扩展到整个口腔，甚至引起发热和全身不适。

口腔溃疡的病因很不明确，可能与精神因素、病毒感染、缺少维生素、过度疲劳等有关。因此治疗应综合进行。此外，口腔溃疡也被认为与遗传、激素等因素有关。

中医学认为：本病的发生与肝肾不足、气阴亏虚、外感湿热等密切相关，久之，湿热与气血相搏，湿、毒、瘀相互胶结，致本病反复发作，迁延难愈。同时，食积、肉积、水积、气积等所致内分泌失调与脏腑功能失调，肠胃功能紊乱，免疫力下降，病菌病毒破坏口腔分泌腺体，并破坏了口腔黏膜，亦是导致本病发生的主要原因。

### 珍宝散

【来源】《丹台玉案》
【配方】珍珠9克，硼砂、青黛各3克，冰片1.5克，黄连、人中白各6克。
【用法】上药共为细末。每次取0.2克搽患处，每日2次。
【功效】清热消肿，祛腐敛疮。
【主治】口舌生疮，疼痛而影响饮食。

### 柳花散

【来源】《外科正宗》
【配方】黄柏净末30克，青黛9克，肉桂3克，冰片0.6克。
【用法】各为细末，共再研，瓷瓶中炙贮。每用少许吹之。
【功效】清热降火。
【主治】虚火所生之口疮，色淡而有白斑细点者。

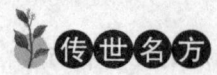 传世名方

## 辰砂定痛散

【来源】《外科大成》
【配方】软石膏（煅）30克，辰砂1.5克，胡黄连、冰片各0.6克。
【用法】上药共为细末。每次取0.2克涂于口疮处。每日3次。
【功效】清热解毒，消肿止痛。
【主治】口疮伴身热口渴，大便干燥，小便黄赤。

## 黄连升麻散

【来源】《千金要方》
【配方】升麻45克，黄连23克。
【用法】上药共为末。每次取3～4克含服或开水冲服，每日3次。
【功效】清热解毒。
【主治】口疮伴口气热臭。

## 泻导汤

【来源】《洞天奥旨》
【配方】石膏、黄柏、贝母各3克，茯苓、滑石各6克，泽泻4.5克，甘草1.5克。
【用法】水煎服。小儿减半。每日1剂。
【功效】清热利湿，消肿敛疮。
【主治】湿热内蕴，口疮疼痛，疮面糜烂或有腐秽臭气者。

## 升麻柴胡汤

【来源】《三因方》
【配方】柴胡、升麻、芍药、栀子、木通各30克，黄芩、大青叶、杏仁各22.5克，石膏60克。
【用法】上味共锉为散。每服12克，用水150毫升，加姜5片，煎至100毫

升，食后服。每日2次。

【功效】清热泻火，活血止痛。

【主治】心脾虚热上攻，舌上生疮。

## 桂枝姜苓汤

【来源】《医学摘粹》

【配方】白芍12克，桂枝、干姜、甘草各6克，茯苓、玄参各9克。

【用法】水煎服，每日1剂。

【功效】温经散寒，燥湿敛疮。

【主治】脾胃虚寒，湿浊上犯而致口疮，见口腔溃疡1~2个，黏膜不充血，舌淡红，苔薄腻。

## 升麻散

【来源】《赤水玄珠》

【配方】升麻4.5克，赤芍、人参、桔梗、葛根、薄荷、防风各3克，甘草1.5克，生姜1片。

【用法】水煎服。每日1剂。

【功效】益气活血，祛风敛疮。

【主治】气虚而外感风邪，口疮复发。

## 玄参丸

【来源】《圣济总录》

【配方】玄参、天门冬、麦门冬各10克。

【用法】取上药加水500毫升同煎，先用武火煎沸后，改用文火煎30分钟，药汁1次服完，每日1剂。

【功效】滋阴降火。

【主治】阴虚火旺，口舌生疮，延久不愈。

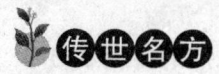

### 导赤散

【来源】《小儿药证直诀》

【配方】生地、生甘草、竹叶各10克，木通3克。

【用法】取上药加水500毫升同煎，先用武火煎沸后，改用文火煎30分钟，药汁1次服完，每日1剂。

【功效】清热泻火。

【主治】口腔溃疡属心脾积热型。症见口内疼痛，口渴，口臭，尿短黄，便秘，舌红、苔黄，脉数。

## ◎ 贫血

在一定容积的循环血液内，红细胞计数、血红蛋白量以及红细胞比容均低于正常标准者称为贫血。其中以血红蛋白最为重要，成年男性低于120克/升，成年女性低于110克/升，一般可认为贫血。贫血是临床最常见的表现之一，然而它不是一种独立疾病，可能是一种基础病，也可能是一种较复杂疾病的重要临床表现。一旦发现贫血，必须查明其发生原因。

中医学中没有贫血的名称，但从患者临床所呈现的证候，如面色苍白、身倦无力、心悸、气短、眩晕、精神不振、脉见细象等，则相似于"血虚""阴虚"诸证。一般可将贫血划入"血虚"或"虚劳亡血"的范畴。

### 枣矾丸

【来源】《摄生总要》

【配方】大枣1枚，皂矾（研细）6克。

【用法】将大枣捣烂，再加皂矾捣匀，捻成40丸。每次1丸，每日2次，20日为1个疗程。

【功效】益气健脾，养血杀虫。

【主治】缺铁性和钩虫性贫血。

## 花生红枣汤

【来源】验方
【配方】花生（连衣）200克，红枣30~50克。
【用法】红枣、花生同放锅中加水适量煮至花生烂熟即可。吃红枣、花生，喝汤。
【功效】温补脾胃。
【主治】缺铁性贫血属脾胃两虚型。症见面黄无华或苍白，食欲不振，体倦乏力，或大便溏薄，形体消瘦，舌质淡，舌苔薄白，脉细弱。

## 海参猪骨大枣汤

【来源】《广西中医药》（刘光明等方）
【配方】海参（干品）50克，大枣10枚，猪骨200克。
【用法】取上药加水2升炖服，每日1剂，10日为1个疗程，每个疗程间隔2~4日。
【功效】滋补肾阴，养肝补血。
【主治】慢性再生障碍性贫血属气血两虚型。症见面色萎黄或苍白，头昏心慌，疲倦乏力，气短食少，爪甲色淡，舌质淡、苔薄，脉细弱。

## 茵术姜方

【来源】验方
【配方】干姜3克，白术10克，茵陈蒿18克。
【用法】水煎，取液服用，每日1剂。
【功效】健脾，清热。
【主治】溶血性贫血属脾虚湿盛，日久蕴热引起的黄疸。

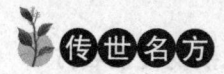

## ◎ 气血不足

气血不足，又称气血两虚、气血两亏，即同时出现气虚和血虚。多由先天禀赋不足或后天失养、久病不愈等导致。中医认为，气和血相辅相成，即可因气虚不能生血而致血虚，亦可因血虚而致气虚。

气血不足的常见临床表现包括少气懒言、神疲乏力、眩晕、心悸失眠、食欲不振、自汗、大便溏稀、手足不温、怕冷、面色萎黄或苍白等。可以饮食调养，多吃富含优质蛋白、微量元素和维生素等的食物；适量运动，可以促进血液循环，增强心肺功能；保持心情舒畅，避免过度劳累，有助于气血调和；保持规律的作息，不熬夜，戒烟限酒；在医生指导下，可选用益气养血的药。

### 臻芪散

【来源】验方
【配方】肉苁蓉15克，虫草、鹿心血各3克，鸡内金、陈皮各5克，山楂、麦芽各9克，沙棘、蒲公英各6克，怀山药、茯苓各12克，黄芪30克，大枣6枚。
【用法】水煎，取液服用，每日1剂。
【功效】健脾和胃，补益气血。
【主治】气血不足。

## ◎ 中暑

中暑是指在高温环境的影响下，人体体温调节中枢功能紊乱、排汗散热功能衰竭和（或）水、电解质损失过多而导致的以中枢神经系统和心血管障碍为主要表现的急性疾病。表现为骤然高热、出汗、神昏、嗜睡，甚则躁扰抽搐。有颅脑疾患的患者、老弱及产妇耐热能力差者，尤易发生中暑。

中暑属中医学"暑证"范畴。

## 桂苓甘露散

【来源】《儒门事亲》
【配方】官桂半两，人参、藿香各半两，茯苓、白术、甘草、葛根、泽泻、石膏、寒水石各一两，滑石二两，木香一分。
【用法】为细末，每服三钱，白汤点下，新水或生姜汤亦可。
【功效】清暑利湿，益气和中。
【主治】中暑受湿，头痛发热，烦渴引饮，小便不利，以及霍乱吐泻，小儿吐泻惊风等。

## 六和汤

【来源】《普济方》
【配方】缩砂仁、半夏、杏仁、人参、甘草各一两，赤茯苓、藿香叶、白扁豆、木瓜各二两，香薷、厚朴各四两。
【用法】上药共锉，每服四钱，水一盏半，加生姜三片、枣一个，煎至八分，去滓，不拘时服。
【功效】醒脾化湿。
【主治】冒暑伏热烦闷，心脾不调，气不升降，霍乱转筋，呕吐泄泻。

## 五物香薷汤

【来源】《仁斋直指方录》
【配方】香薷三两，白扁豆、厚朴、白茯苓各一两半，甘草（炙）一两。
【用法】每服三钱，水煎，温服。
【功效】祛暑和中。

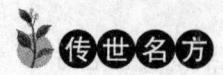
传世名方

【主治】中暑。

### 天生白虎汤

【来源】《冯氏锦囊》
【配方】西瓜。
【用法】捣西瓜取汁,滤去滓,灌之即醒。
【功效】清解暑热。
【主治】中暑。

## ◎ 便秘

便秘是一种症状而非疾病的名称。便秘是指便次太少,或排便不畅、费力、困难、粪便干结且量少。

在我国古代医学中,便秘有很多名称,如"大便难""后不利""脾约""闭""阴结""阳结""大便秘""大便燥结""肠结"等。古代医家对便秘的产生原因有许多论述,认为引起便秘的原因很多,其中,便秘与肾、脾、胃、大肠、肺、气血津液、寒热虚实等均有关。

### 栝楼饮

【来源】《中医单方验方选》
【配方】栝楼30克,玄明粉10克。
【用法】水煎服,每日1剂。
【功效】宽胸行气,泻下通便。
【主治】老年体弱便秘。

## 单味肉苁蓉汤

【来源】《中医单方验方选》

【配方】肉苁蓉30克。

【用法】水煎服,每日1剂。

【功效】润肠通便。

【主治】年老体虚便秘。

## 大黄麻仁饮

【来源】《中医单方验方选》

【配方】大黄6克,火麻仁15克。

【用法】水煎服,每日1剂。

【功效】通腑泻热,润肠通便。

【主治】一般性便秘。

## 苏子汤

【来源】《中医单方验方选》

【配方】苏子10克,蜂蜜30克。

【用法】苏子炒焦研碎,清晨空腹用蜂蜜送服,连服10日。

【功效】降气通便。

【主治】习惯性便秘。

## 枳实汤

【来源】《江苏中医杂志》

【配方】枳实6~10克。

【用法】水煎服,每日1剂。

【功效】行气通便。

【主治】老年性便秘。

传世名方

### 🎁 奉亲汤

【来源】《民间验方》
【配方】黄芪、白芍各30克，双花、当归各20克，麻仁、肉苁蓉、厚朴各10克，大黄、威灵仙各15克。
【用法】水煎服。
【功效】健脾益气，软坚散结，润肠通便。
【主治】老年性便秘。

## ◎ 脚气

### 🎁 木瓜茱萸汤

【来源】《世医得效方》
【配方】木瓜干（大片者）、槟榔各二两，吴茱萸（拣净，汤洗七次，炒）一两。
【用法】共锉散，每服四钱，水一盏半，煎至七分，空腹服。
【功效】温化水湿，行气消胀。
【主治】脚气入腹，困闷欲死，腹胀喘急。

### 🎁 清热泻湿汤

【来源】《杂病源流犀烛》
【配方】黄柏（盐酒炒）、苍术各一钱，苏叶、赤芍药、木瓜、泽泻、防己、槟榔、枳壳、香附、羌活、甘草各七分。
【用法】水煎服。
【加减】痛，可加木香；肿，可加大腹皮；热，可加黄连、大黄。

【功效】清热除湿，调气降浊。
【主治】脚气。

## ◎ 牙痛

牙痛是指牙齿因某种原因引起的疼痛，为口腔疾病中最常见的症状之一。其表现为：牙龈红肿、遇冷热刺激痛、面颊部肿胀等。牙痛大多是由牙龈炎和牙周炎、龋齿（蛀牙）或折裂牙而导致牙髓（牙神经）感染所引起的。

本病属中医"牙宣""骨槽风"范畴。中医认为牙痛是由于外感风邪、胃火炽盛、肾虚火旺、虫蚀牙齿等原因所致。

### 竹叶石膏汤

【来源】《伤寒论》
【配方】竹叶、麦冬、粳米各15克，石膏30克，半夏9克，人参、炙甘草各6克。
【用法】将上药加水煎煮，第一煎20分钟，第二煎15分钟，每次煎出350毫升，放温服用，早晨饭前，晚上临睡前服下。
【功效】清热生津，益气和胃。
【主治】由胃热内盛、阴津受伤而致的牙痛、牙宣等症。

### 清香散

【来源】《普济方》
【配方】川芎、藁本、香白芷各30克，防风、羌活各6克，细辛9克，甘草15克。
【用法】共为细末。每服9克，食后用清茶调服。如痛甚者，加黑锡丹30

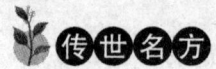

粒。每日2次。

【功效】祛风散寒,止痛。

【主治】风冷牙痛。

## 荜拨散

【来源】验方

【配方】荜拨、高良姜、细辛、胡椒各等份。

【用法】将上药共研细末,过筛装瓶备用。牙痛时取药粉少许,塞入鼻孔内用力吸入。

【功效】温经散寒,通络止痛。

【主治】龋齿牙痛,因冷加重,或口疮色白、周围不充血者。

## 远志散

【来源】验方

【配方】远志、白芷、川芎、冰片各等份。

【用法】将上药共研细末,过筛装瓶备用。牙痛时取药粉少许,塞入鼻孔内用力吸入。

【功效】活血散瘀,通络止痛。

【主治】风火牙痛,牙周肿痛。

# ◎ 哮喘

哮喘,又称哮,是以呼吸急促、喉中哮鸣如哨鸣音为特征的一个临床常见症状。

现代医学中的支气管哮喘、慢性喘息性支气管炎、肺炎、肺气肿、肺结核等病在发生呼吸困难时,均会出现哮喘。哮证有冷哮、热哮的区别,喘证有实喘、虚喘的不同。究其病因，前者多为体内伏痰，遇诱因而发，后者多为外感六淫，内伤饮食、情志，以及久病体虚，致气机升降失常所致。

哮喘是一个发作性疾患，发作时应严格地辨证治疗，发作后正气必虚，症状缓解后应予以扶正。可从脾、肾二脏着手调治，根据"脾为后天之本""肾为先天之本"的理论，予以健脾、补肾，并兼顾宣肺。此外，还应注意饮食起居，如慎风寒、戒烟酒，避免各种不良刺激，以及进行适当的体育锻炼等，提高机体抗病能力。

## 肾气丸

【出处】《金匮要略》

【别称】八味肾气丸、崔氏八味丸、金匮肾气丸、桂附八味丸、桂附地黄丸

【配方】干地黄八两，山药、山茱萸各四两，泽泻、牡丹皮、茯苓各三两，桂枝、附子（炮）各一两。

【用法】共为末，炼蜜和丸，梧子大，酒下十五丸，加至二十五丸，日再服。

【功效】温补肾气。

【主治】肾气不足，腰酸脚软，肢体畏寒，少腹拘急，小便不利或频数，舌质淡胖，尺脉沉细；痰饮喘咳，水肿脚气，消渴，久泄，妇人转胞。现用于糖尿病、甲状腺功能低下、慢性肾炎、肾上腺皮质功能减退及支气管哮喘等属于肾气不足者。

## ◎ 痔疮

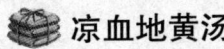 凉血地黄汤

【来源】《外科大成》

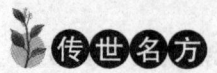
传世名方

【配方】生地黄（细）、当归尾、地榆、槐角、黄连、天花粉、生甘草、升麻、赤芍、枳壳、黄芩、荆芥。

【用法】水煎服，每日1剂。

【功效】清热凉血祛风。

【主治】一、二期内痔，或内痔嵌顿伴继发感染，或年老体弱，或内痔兼有其他严重慢性疾病，不宜手术治疗者。

## 补中益气汤

【来源】《脾胃论》

【配方】黄芪18克，甘草、白术各9克，当归3克，人参、橘皮、升麻、柴胡各6克。

【用法】水煎服，每日1剂。

【功效】补气升提。

【主治】肛门下坠感，痔核脱出须手法复位，便血色鲜或淡。面色少华，神疲乏力，少气懒言，纳少便溏。

## 止痛如神汤

【来源】《医宗金鉴》

【配方】秦艽、桃仁、皂角子、苍术、防风、黄柏、当归尾、泽泻、槟榔、熟大黄。

【用法】水煎服，每日1剂。

【功效】清热利湿，祛风活血。

【主治】肛内肿物脱出，甚或嵌顿，肛管紧缩，坠胀疼痛，甚则肛缘有血栓形成水肿，触痛明显。

## 冰片田螺液

【来源】《民间验方》

【配方】活田螺（大）1个，冰片粉少许。

【用法】活田螺取肉，放入碗中，将冰片粉洒于其上，待10分钟后碗中会有田螺化成的黏液，用指套蘸取后涂在肛门处，每天1~2次。一般1周左右痔疮可逐渐消除。

【功效】清热活血。

【主治】内痔、外痔、混合痔。

## ◎ 冻疮

冻疮是寒冬或初春季节时，由寒冷引起的局限性皮肤炎症损害，多发生在肢体的末梢和暴露的部位，如手、足、鼻尖、耳边和面颊部。中医学认为本病的发生是由于患者阳气不足，外感寒湿之邪，使气血运行不畅，瘀血阻滞而致。冻疮一旦发生，在寒冷季节里往往较难快速治愈。欲减少冻疮的发生，须在入冬前就开始预防。

冻疮一般可分为4度（级）。①Ⅰ度（级）：红斑性冻疮。这是冻疮最轻的一级。受冻部位的皮肤出现暗紫红色隆起的水肿性红斑。②Ⅱ度（级）：水疱性冻疮。在红斑性的基础上或者受冻后直接出现大小不等的水疱。疱壁较薄，破溃后会形成糜烂或溃疡，有疼痛感。③Ⅲ度（级）：腐蚀性冻疮。冻疮部位会出现全层皮肤的冻伤，皮肤会由紫红色变成黑色，并逐渐坏死，痛觉消失。坏死的组织与正常组织间有明显的分界线。通常分界线出现后，状况会趋于稳定。假如没有继发感染，坏死的组织会逐渐干燥、结痂，最终脱落形成瘢痕；假如发生感染，可能会引起局部的炎症反应加剧，出现发热、疼痛加剧等症状，甚至可能导致败血症等。④Ⅳ度（级）：坏死性冻疮。不仅皮肤全层坏死，并且损伤累及肌肉、骨骼等深部组织。肢体可能会出现干性坏疽或湿性坏疽，坏死组织会产生恶臭的分泌物，周围组织红肿明显，疼痛剧烈。严重者可能会导致截肢，并可能引发全身感染症状，如寒战、高热、意识模糊等。

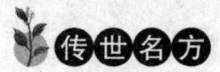

## 茄椒水

【来源】《民间验方》

【配方】干茄秧、干辣椒秧各2棵。

【用法】将冬天的干茄秧、干辣椒秧在锅中用1盆水烧开,煮20分钟,去渣,趁热洗泡冻疮患处。

【功效】平复冻疮。

【主治】冻疮。

## 甘草芫花水

【来源】《疮疡外用本草》

【配方】甘草、芫花各15克。

【用法】以水1000毫升,煎上药后,未溃者趁热洗渍。已溃者于洗后用黄连水纱条换药。

【功效】消肿止痛。

【主治】冻疮。

【按语】据研究,甘草能促进局部细胞代谢,收缩血管,吸收渗透到血管外之血浆及代谢产物,故能使红肿之冻疮迅速治愈。芫花配甘草,属有意地使用十八反药之一例。据临床观察,本方对Ⅰ~Ⅱ度冻伤效果甚佳,能促使红斑、水肿较快地吸收,促进溃疡愈合。其药液以5%的浓度温用为宜。故《理瀹骈文》曾云:"且治在外则无禁制,无窒碍,无牵掣,无黏滞。世有博通之医,当于此见其才。"

## 冻疮浸泡剂

【来源】《浙江中医杂志》(1999年第10期)

【配方】桂枝、川椒、艾叶、朴硝各15克,干姜、乌梅、丝瓜络各12克,冰片3克。

【用法】先将朴硝、冰片放入面盆内，余药用水煎15分钟，取药汁1500毫升左右（视冻疮面积、部位而定），冲倒入盆中，将朴硝、冰片溶化搅匀，然后将药渣中的丝瓜络取出，用以蘸药液趁热轻轻擦洗浸泡冻疮患处，至药液凉却为度。每日1剂，可反复加热使用2~4次。

【加减】如手指冰冷，加细辛；痒痛、红肿明显，加白芷、明矾；溃破、脓痂，加白芷；冻疮伴皲裂，加醋；重症者，加服脉络通冲剂（中成药），1日3次，每次1包。

【功效】温经散寒，止痒定痛，清热消肿，化湿去腐。

【主治】冻疮。

### 冻疮膏

【来源】《山东中医杂志》（2000年第9期）

【配方】乳香、没药、三七各等份，山莨菪碱30毫克，消毒凡士林适量。

【用法】上药共研成极细末储瓶备用。用时取10克药末，再用山莨菪碱和消毒凡士林调制成膏。轻度冻疮，将药膏涂于患处，揉擦患处至红热；中、重度冻疮，将药膏涂于患处即可。每日外敷4~5次，每个疗程为5日。

【功效】活血化瘀，消肿止痛，祛腐生肌。

【主治】冻疮。

## ◎ 颈椎病

颈椎病又称颈椎综合征，是指颈椎间盘变性、颈椎骨质增生等病理改变，导致颈部软组织、神经根、脊髓、椎动脉和交感神经等受到刺激或压迫，从而产生的一系列临床症状和体征。颈椎病多发生于中、老年人，其

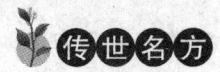

发病以内因为主。颈椎活动频繁,易过劳而磨损;肝肾不足,筋骨懈惰,颈椎间盘发生退变,椎体上下缘软骨面的骨质增生,压迫或刺激了邻近的颈神经根、脊髓和血管等,逐渐出现颈椎病的各种症状。颈部受冷刺激,可以引起颈部肌肉和血管的痉挛,导致椎管内压增高,可以诱发和加重颈椎病的症状。多数患者无外伤史。本病发病缓慢,初期仅感颈部酸痛不适,疲劳后症状加重,随着时间的推延,逐渐出现一侧上肢疼痛、麻木、肌力减退、持物无力等。有些患者会出现头昏、头痛、眩晕、耳鸣、心慌、心悸、自汗、恶心、呕吐。当颈部活动时,上述症状明显加重,个别患者会猝倒。

颈椎病属于中医学的"痹证"范畴,称为"颈肩痛"。临床分为风寒湿阻型、气滞血瘀型、痰湿阻络型、肝肾不足型4个证型。①风寒湿阻型:症见颈、肩、上肢串痛麻木,以痛为主,头有沉重感、颈部僵硬,活动不利,恶寒畏风,舌淡红、苔薄白,脉弦紧。治宜祛风除湿,温经通络。②气滞血瘀型:症见颈肩部、上肢刺痛,痛处固定,伴有肢体麻木,舌质暗,脉弦。治宜行气活血,化瘀通络。③痰湿阻络型:症见头晕目眩、头重如裹、四肢麻木不仁、纳呆,舌暗红、苔厚腻,脉弦滑。治宜除湿化痰,蠲痹通络。④肝肾不足型:症见眩晕头痛、耳鸣耳聋、失眠多梦、肢体麻木、面红目赤、舌红少津,脉弦。治宜补益肝肾,活血通络。颈椎病的预防保健,必须重视保持颈部良好的姿势,防止颈部外伤,避免颈部过度疲劳,并防止颈部受凉。

## 定眩汤

【来源】验方

【配方】天麻、半夏、全蝎、僵蚕各9克,白芍、夜交藤、钩藤(另包后下)各24克,茯苓15克,丹参30克。

【用法】水煎服,每日1剂,日服2~3次。15日为1个疗程。

【功效】平肝定眩,舒颈醒脑。

【主治】颈椎病属经络阻滞,血脉不通,髓海失充,肝风内动,风火上扰者。症见头晕目眩，头重如裹，四肢麻木不仁，急躁易怒，面红目赤，舌暗红、苔厚腻，脉弦滑。

### 芍葛汤

【来源】验方

【配方】白芍30克，葛根、灵仙各20克，白芷、秦艽、当归各12克，川芎9克，细辛3克。

【用法】水煎服，每日1剂，日服2次。

【功效】祛风散寒，活血通络。

【主治】颈椎病属风寒湿阻，兼有血滞者。症见颈、肩、上肢串痛麻木，以痛为主，头有沉重感，颈部僵硬，活动不利，恶寒畏风，舌暗红、有瘀斑瘀点，苔薄白，脉弦紧。

## ◎ 单纯性肥胖

单纯性肥胖是指并非由于其他疾病或医疗的原因，仅仅是由于能量摄入超过能量消耗而引起的肥胖。它是独立于继发性肥胖之外的一种特殊疾病。根据体征及体重即可诊断。首先必须根据患者的年龄及身高由人体标准体重表查出标准体重，或以下列公式计算：标准体重（kg）= [身高（cm）−100]×0.9，如果患者实际体重超过标准体重的20%即可诊断为肥胖症，但必须排除肌肉发达或水分潴留的因素。一般认为体重超过按身高计算的平均标准体重的20%，或者超过按年龄计算的平均标准体重加上2个标准差（$s$）以上时，即为肥胖病。

中医学称本病为"痰湿"。临床可分为痰湿阻滞型、气虚饮停型、水湿内阻型、痰瘀阻络型4个证型。①痰湿阻滞型：症见身体困重，头昏胸闷，恶心，时脘腹胀满，舌淡红、苔滑或厚腻，脉濡滑。治宜健脾化痰，

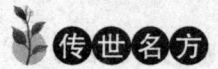

燥湿减肥。②气虚饮停型：症见头晕目眩，少气懒言，神疲自汗，心悸浮肿，舌淡、苔薄白，脉沉细或濡缓。治宜健脾益肺，化痰祛湿。③水湿内阻型：症见神倦嗜卧，呼吸气短，动则喘气，腰膝酸软，下肢浮肿，夜尿较频，心悸，舌淡、苔薄白而滑，脉濡缓而弱。治宜补益脾肾，温化水湿。④痰瘀阻络型：症见口唇发绀，胸闷气短，呼吸不畅，白天嗜卧，甚至昏睡，夜寐不宁，烦躁，记忆力减退，舌暗紫、苔薄或滑腻，脉沉涩。治宜活血化瘀，豁痰通气。

### 海带草决明汤

【来源】验方

【配方】海带10克，草决明15克。

【用法】海带泡发后洗净、切段备用，草决明放入砂锅加水煎煮1小时，去渣留汁，下海带块，再煮半小时加调料即成，喝汤吃海带。

【功效】祛脂降压。

【主治】单纯性肥胖伴有高脂血、高血压。

### 绿豆海带汤

【配方】验方

【配方】绿豆、海带各100克。

【用法】将绿豆、海带一起放入砂锅，加水文火煎煮至豆烂熟，加调料即可，每日1剂。

【功效】祛脂降压，利水消肿。

【主治】单纯性肥胖属痰湿阻滞型。症见身体重着，头昏胸闷，恶心，时脘腹胀满，舌淡红、苔滑或厚腻，脉濡滑。

### 佛手秀丽汤

【来源】验方

【配方】佛手、苍术各9克，昆布、海藻各15克，瘦肉100克。
【用法】瘦肉洗净、切块，佛手、昆布、苍术一起放入纱布袋内，将瘦肉、海藻和药袋一起放入砂锅中，加水文火炖煮，至肉烂熟，去药袋，加调料即成，饮汤吃肉和海藻。
【功效】健脾祛湿，消脂减肥。
【主治】单纯性肥胖属痰湿阻滞型。症见身体困重，头昏胸闷，恶心，时脘腹胀满，舌淡红、苔滑或厚腻，脉濡滑。

### 首乌乌龙茶

【来源】验方
【配方】首乌30克，冬瓜皮、山楂肉、槐角各15克，乌龙茶3克。
【用法】先将首乌、冬瓜皮、山楂肉、槐角一起放入砂锅，文火煎煮至沸20分钟，以此汤液，冲饮乌龙茶，代茶饮。
【功效】消脂祛肥。
【主治】单纯性肥胖属气虚饮停型。症见头晕目眩，少气懒言，神疲自汗，心悸浮肿，舌淡、苔薄白，脉沉细或濡缓。

## ◎ 糖尿病

糖尿病是多种原因引起的糖、脂肪代谢紊乱所致多系统、多脏器功能损害的综合征，为常见的终身性疾病。

中医称本病为"消渴症"，具有"三多"（多饮、多食、多尿）症状。临床可分为肺胃燥热型、气阴两虚型、阴阳两虚型、湿浊困脾型4个证型。①肺胃燥热型：症见烦渴多饮，饮不解渴，消谷善饥，口干舌燥，尿频量多，大便秘结，舌红、苔黄，脉滑数或弦细数。治宜养阴润肺，清胃增液。②气阴两虚型：症见口干舌燥渴不多饮，形体消瘦，视物模糊，

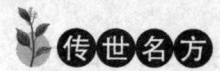

疲乏无力，气短懒言，舌淡红、少苔，脉细数无力。治宜益气生津，滋阴补肾。③阴阳两虚型：症见尿浊如脂而量多，消瘦明显，头晕耳鸣，腰膝酸软，畏寒肢冷，阳痿，面色灰暗，舌淡红、苔白滑，脉沉细无力。治宜温阳补肾，阴阳两调。④湿浊困脾型：症见脘腹胀满，渴不多饮，便溏肢肿，乏力易倦，四肢沉重，舌质淡胖、边有齿印、苔白厚腻，脉沉细。治宜健脾益气，利湿化肿。

### 麦冬全草饮

【来源】《中草药》（丁仰宪方）

【配方】麦冬全草50克。

【用法】上药加水至600毫升同煎，武火煎沸后，改用文火续煎30分钟，滤出药液，再加水至400毫升，煎沸20分钟，去渣，两煎所得药液兑匀，分早、晚2次服，每日1剂。

【功效】清胃泻肺，补阴滋液。

【主治】糖尿病属气阴两虚型。症见烦渴多饮，饮不解渴，消谷善饥，口干舌燥，尿频、量多，大便秘结。

### 胡桃饮

【来源】《新中医》（吴学勤方）

【配方】胡桃12枚，分心木15克。

【用法】胡桃敲破，将硬壳、分心木及胡桃肉放入砂锅中后同时加水750毫升，文火煎1小时，药汤剩300毫升左右，去除硬壳及分心木，将药汤及果肉分为5等份，于饭前30分钟服1份，每日5次。

【功效】温阳补肾，阴阳两调。

【主治】糖尿病属阴阳两虚型。症见尿浊如脂而量多，消瘦明显，头晕耳鸣，腰膝酸软，畏寒肢冷，阳痿，面色灰暗。

### 生地柏子茶

【来源】《民间验方》
【配方】生地黄、柏子仁、制首乌各12克,枸杞10粒,大枣(去核掰开)3个,灵芝3片,罗汉果1/10个。
【用法】煮茶全天喝。
【功效】滋阴泻热,健脾补肾。
【主治】糖尿病。

## ◎ 高血压

高血压全称为原发性高血压,是最常见的心血管疾病之一。临床表现为原因不明的体循环动脉血压持续增高,伴有不同程度的脑、心、肾等脏器病变。高血压的病因不明。研究提示,高血压与遗传、食盐摄入过高、高度集中及精神紧张的职业、缺少体力活动、肥胖、吸烟、大量饮酒、某些营养成分缺乏等有关。近来发现,较多高血压患者有胰岛素抵抗和高胰岛素血症。

高血压在中医学中多见于"眩晕""头痛"等病中。由于饮食劳倦、情志内伤、先天不足、后天失养、年老体衰而致肝肾阴阳失调,心脾冲任虚损,气血逆乱,风火内生,痰瘀互阻而发病。病初以邪实或本虚标实为主,晚期以虚证为主。治疗方法:清肝泻火、温补脾肾、化痰祛湿、活血化瘀、滋水清心、补肾泻火等。

### 龙胆泻肝汤

【来源】《医方集解》
【配方】炒黄芩、炒栀子、泽泻各9克,炒当归3克,龙胆草、木通、生地黄、柴胡、生甘草、车前子各6克。

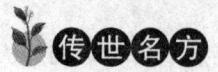
### 传世名方

【用法】水煎服。

【功效】清肝泻火,清利湿热。

【主治】高血压属肝经实火湿热者。症见头痛目赤,胁痛口苦,烦躁易怒,寐少多梦,面红,小便短赤,舌红、苔黄腻,脉弦数。

### 半夏白术天麻汤

【来源】《医学心悟》

【配方】半夏9克,天麻、茯苓、橘红各6克,白术15克,甘草3克,生姜1片,大枣2枚。

【用法】水煎服。

【功效】燥湿化痰,平肝息风。

【主治】高血压属痰浊上蒙者。症见头重如蒙,胸闷作恶,呕吐痰涎,苔白腻,脉弦滑。

### 芹菜粥

【来源】《本草纲目》

【配方】新鲜芹菜60克,粳米50～100克。

【用法】将芹菜洗净,切碎,与粳米入砂锅内,加水600克左右,同煮为菜粥。每天早晚餐时,温热食。此粥作用较慢,需要频服久食方可有效。应现煮现吃,不宜久放。

【功效】固肾利尿,清热平肝。

【主治】高血压属肝阳上亢轻症者。

### 外用米矾汤

【来源】《民间验方》

【配方】白矾60克,米泔水1盆。

【用法】将白矾和米泔水放入锅中煮至白矾全部溶化,趁温泡脚。

【功效】清利湿热,平肝潜阳。

【主治】高血压。

## 凉拌海蜇皮

【来源】《民间偏方集》

【配方】菠菜根100克,海蜇皮50克。

【用法】海蜇皮切丝,菠菜根洗净,水焯后加入适量盐、味精、香油拌匀。

【功效】清利湿热,平肝潜阳。

【主治】高血压,小便短赤,舌红苔黄腻。

## 紫脚散

【来源】《民间偏方集》

【配方】桃仁、杏仁各12克,栀子3克,胡椒7粒,糯米14粒,鸡蛋3个。

【用法】前5味药共捣成粉,分3份,每天1份,用1个鸡蛋清调成糊状,睡前贴于脚心涌泉穴,晨起除去,每天换1只脚。

【功效】清肝泻火,清利湿热。

【主治】高血压。

【按语】因贴后皮肤会变青紫,故名紫脚散。

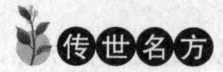

# 第2章 内科疾病的传世名方

## ◎ 上呼吸道感染

上呼吸道感染是鼻腔、咽喉部急性炎症的总称。临床表现以鼻塞、流涕、喷嚏、咳嗽、头痛、恶寒、发热、全身不适等为特征。多由病毒引起，少数为细菌所致。若全身症状较重，具有较强的传染性者，称为"流行性感冒"。感冒是感受风邪时出现的一种疾病，如不及时治疗易转变他症，为常见外感症之一。

### 葱豉汤

【来源】《肘后备急方》
【配方】葱白2根，豆豉10克。
【用法】用水500毫升，入豆豉煮沸2～3分钟，之后加入葱白、调料出锅。趁热服用，服后盖被取汗。
【功效】解表散寒。
【主治】风寒感冒。

### 败毒散

【来源】《小儿药证直诀》
【配方】柴胡、前胡、太子参、川芎、枳壳、茯苓、桔梗各6克，羌活、独活各5克，薄荷3克，生姜3片。

【用法】水煎服，每日1剂。
【功效】扶正祛邪，祛风解表，开肺降气。
【主治】病毒性上呼吸道感染。

## 姜糖苏叶饮

【来源】《本草汇言》
【配方】苏叶、生姜各3克，红糖15克。
【用法】将生姜、苏叶洗净切成细丝，放入瓷杯内，再加红糖，以沸水冲泡，盖上盖，温浸10分钟即成。每日2次，趁热服用。
【功效】发汗解表，祛寒健胃。
【主治】上呼吸道感染属风寒感冒者，对同时患有恶心、呕吐、胃痛、腹胀等症的胃肠型感冒者，则更为适宜。

## 桂枝汤

【来源】《伤寒论》
【配方】桂枝、白芍各6克，生姜3片，大枣4枚。
【用法】取上药加水300毫升同煎，先用武火煎沸后，改用文火续煎10分钟。每剂煎服2次，每日1剂。
【功效】解肌发汗，调和营卫。
【主治】上呼吸道感染属风寒感冒者。症见发热，恶寒，无汗，头痛，流清涕，咽红等。

## 麻黄汤

【来源】《伤寒论》
【配方】生麻黄、桂枝、甘草各6克，杏仁10克。
【用法】取上药加水300毫升同煎，先用武火煎沸后，改用文火续煎10分钟。每剂分2次服完，每日1剂。

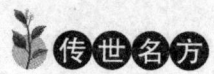

【功效】疏风散寒,发汗解表。
【主治】上呼吸道感染属风寒感冒。症见发热恶寒,无汗,头痛,流清涕,咽不红等。

### 新加香薷饮

【来源】《温病条辨》
【配方】香薷、厚朴、连翘各6克,银花、鲜扁豆花各9克。
【用法】水5杯,煮取2杯,先服1杯,得汗,止后服;不汗再服,服尽不汗,更作服。
【功效】祛暑清热,化湿解毒。
【主治】上呼吸道感染属暑邪感冒者。症见发热,无汗,头痛,身重困倦,苔腻。

### 感冒退热饮

【来源】《甘肃中医》
【配方】羌活、防风各10克,薄荷6克,青蒿15克,板蓝根20克。
【用法】水煎服,每日1剂。
【功效】发汗解表退热。
【主治】病毒性上呼吸道感染,高热。

## ◎ 急性支气管炎

　　急性支气管炎,又称为急性气管支气管炎,是气管、支气管黏膜的炎症。在婴幼儿期发病较多、较重,常并发或继发于上呼吸道感染之后,并为麻疹、百日咳、猩红热、伤寒及其他急性传染病的一种临床表现。以咳嗽伴或不伴支气管分泌物增多为主要临床表现。一年四季均可发生,尤以冬春季节或气候骤变时多见。

中医称本病为"咳嗽",临床可分为风寒咳嗽、风热咳嗽、痰热咳嗽、痰湿咳嗽、气虚咳嗽、阴虚咳嗽6个证型。①风寒咳嗽:症见咳嗽频作,声重不扬,痰白质稀,鼻流清涕,咽痒不红,可伴恶寒无汗,发热头痛,舌淡红、苔薄白,脉浮紧。治宜辛温散寒,宣肺止咳。②风热咳嗽:症见咳嗽频作,咳声高亢,痰黄黏稠,不易咯出,鼻流浊涕,口干而渴,咽红疼痛,可伴发热头痛,恶风微汗出,舌红、苔薄黄,脉浮数。治宜辛凉清热,宣肺止咳。③痰热咳嗽:症见咳嗽频作,痰黄质黏,咯吐不爽,甚则呛咳气逆,呼吸气粗,喉中痰嘶,或伴发热口渴,烦躁面赤,舌红、苔黄腻,脉滑数。治宜清肺化痰,利肺止咳。④痰湿咳嗽:症见咳嗽痰壅,喉中痰鸣,痰白清稀,胸闷纳呆,神疲困倦,舌淡红、苔白腻,脉滑。治宜燥湿化痰,宣肺运脾。⑤气虚咳嗽:症见咳嗽日久,咳声无力,痰液清稀易咯,面白唇淡,气短懒言,语声低微,喜温畏寒,体虚多汗,舌淡嫩、苔白,脉细无力。治宜补肺健脾,化痰止咳。⑥阴虚咳嗽:症见咳嗽日久,干咳无痰,或痰少而黏,不易咯出,口渴咽干,喉痒声嘶,手足心热,舌红、苔少,脉细数。治宜养阴清肺,润燥化痰。

### 金沸草散

【来源】《南阳活人书》

【配方】金沸草、前胡、荆芥各6克,细辛1克,半夏、生甘草各3克,茯苓9克。

【用法】加入生姜3片、大枣5枚,水煎取汁200毫升,分4~5次服完。每日1剂。

【功效】疏风散寒,宣肺止咳。

【主治】支气管炎属风寒咳嗽型。症见咳嗽频作,声重不扬,痰白质稀,鼻流清涕,咽痒不红,舌淡红、苔薄白,脉浮紧。

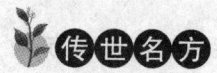 传世名方

## 三拗汤

【来源】《太平惠民和剂局方》
【配方】麻黄9克,杏仁10克,甘草6克。
【用法】上药水煎,取汁200毫升,分4~5次服完。每日1剂。
【功效】宣肺散寒,止咳解表。
【主治】支气管炎属风寒咳嗽型。症见咳嗽阵作,声重有力,痰白清稀,面色黄滞,咽痒头痛,鼻塞流清涕,舌淡红、苔薄白。

## 麻杏甘石汤

【来源】《伤寒论》
【配方】生麻黄、杏仁各6克,生甘草3克,生石膏20克。
【用法】煮取石膏加水400毫升同煎,先用武火煮沸后改文火煎10分钟,再纳入其余3味,再用文火续煎15分钟,药汁分3~4次服完。每日1剂。
【功效】宣肺泻热,止咳平喘。
【主治】支气管炎属风热咳嗽型。症见咳嗽不爽,咽痛口渴,鼻流浊涕,痰黏稠色黄难咯。

## 桑菊饮

【来源】《温病条辨》
【配方】桑叶、菊花、桔梗、杏仁、薄荷各6克,连翘、芦根各9克,生甘草3克。
【用法】薄荷后入,水煎取汁200毫升,分4~5次服完。每日1剂。
【功效】疏风清热,宣肺止咳。
【主治】支气管炎属风热咳嗽型。症见咳嗽不爽,痰黏稠色黄难咯,咽痛口渴,鼻流浊涕。

## 人参五味子汤

【来源】《幼幼集成》

【配方】人参、白术、茯苓、麦冬各12克,五味子9克,甘草6克,生姜3片,大枣5枚。

【用法】水煎取汁200毫升,分4～5次服完。每日1剂。

【功效】健脾益气。

【主治】支气管炎属气虚咳嗽型。症见咳嗽反复不已,面色苍白,气短懒言,自汗畏寒。

## 三子养亲汤

【来源】《韩氏医通》

【配方】苏子、白芥子、莱菔子各9克。

【用法】水煎取汁200毫升,分4～5次服完。每日1剂。

【功效】止咳化痰,肃肺平喘。

【主治】支气管炎属痰湿咳嗽型。症见咳嗽痰多,色白而稀,喉间痰声辘辘,胸闷纳呆。

## 二陈汤

【来源】《太平惠民和剂局方》

【配方】橘红9克,茯苓12克,半夏、甘草各6克。

【用法】水煎取汁200毫升,分4～5次服完。每日1剂。

【功效】燥湿化痰止咳。

【主治】支气管炎属痰湿咳嗽型。症见咳嗽痰多,色白而稀,喉间痰声辘辘,胸闷纳呆。

## 沙参麦冬汤

【来源】《温病条辨》

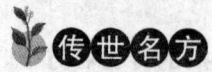
传世名方

【配方】沙参、麦冬、玉竹、生扁豆各12克,桑叶6克,天花粉15克,甘草3克。
【用法】水煎取汁200毫升,分4~5次服完。每日1剂。
【功效】养阴清肺,化痰止咳。
【主治】支气管炎属阴虚咳嗽型。症见干咳无痰,或痰少而黏,不易咯出,舌红苔少。

### 萝卜蜂蜜水

【来源】验方
【配方】大白萝卜1个,蜂蜜30克,白胡椒5粒,麻黄2克。
【用法】水煎取汁100毫升,加入蜂蜜混匀,分4~5次服完。每日1剂。
【功效】疏风散寒,宣肺理气止咳。
【主治】支气管炎属风寒咳嗽型。症见咳嗽阵作,声重不扬,痰白质稀,咽痒不红,舌淡红、苔薄白。

## ◎慢性支气管炎

支气管炎包括急性支气管炎和慢性支气管炎,均以咳嗽为主要症状,应从中医所说的咳嗽病去辨证施治。中医认为急性支气管炎属外感咳嗽,病因为风寒和风热。慢性支气管炎与肺、脾、肾三脏有关。由于病因不同,内脏虚实不同,故症状各异,常见肺虚寒夹痰饮、气虚痰浊、痰热、阴虚等症。

### 清肺化痰健脾汤

【来源】《浙江中医杂志》
【配方】鱼腥草、薏苡仁各30克,黄芩、贝母、杏仁各9克,桑白皮、丹参各15克,茯苓、炒白术各12克,甘草6克。
【用法】水煎2次,每日1剂,分2次服。
【功效】清肺化痰,健脾燥湿。
【主治】慢性支气管炎继发感染。症见咳嗽、气喘、发热,咯吐黄痰。

### 辛润止咳汤

【来源】《吉林中医药杂志》
【配方】细辛3克,生姜5片,半夏、炙远志、炙甘草、五味子各6克,炙枇杷叶12克,炒栝楼皮15克,麦冬、炙马兜铃、天竹黄各10克。
【用法】水煎2次,每日1剂,分2次服。
【功效】清热化痰,止咳平喘。
【主治】慢性支气管炎。症见干咳频作,喉痒无痰。

## ◎ 支气管哮喘

支气管哮喘,简称哮喘,是包括肥大细胞和嗜酸粒细胞在内的多种炎症细胞介导的慢性气道炎症性疾病,此类炎症可引起广泛的可逆性的气道阻塞症状。临床表现为反复发作性喘息、呼吸困难、胸闷、咳嗽,常在清晨或夜间发作或加剧,大多数患者可自行或经治疗后缓解。本病发作有较明显的季节性,冬季及气候多变时易于发作。治疗上急性发作时解痉和抗炎同时进行,目的在于迅速解除支气管痉挛、减轻黏膜水肿及减少支气管内分泌物。症状控制后重点预防气道慢性炎症发生,消除已有的炎症,降低气道高反应性,尽量避免接触过敏原及病毒感染。

本病属于中医学的"哮证"范畴。病因有内外因之分。内因责之于肺、脾、肾三脏功能不足,导致痰饮留伏,隐伏于肺窍,成为哮喘之夙根。外因责之于感受外邪,接触异物、异味以及嗜食咸酸等。临床有发作期和缓解期之分。发作期可分为寒性哮喘、热性哮喘2个证型,缓解期

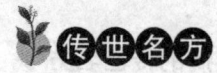

可分为肺气虚弱型、脾气虚弱型、肾虚不纳型3个证型,共5个证型。①寒性哮喘:症见咳喘哮鸣,胸膈满闷,痰液清稀色白,多呈泡沫状,形寒无汗,四肢欠温,面色晦滞带青,鼻流清涕,舌淡胖、苔薄白或白腻,脉浮滑。治宜温肺散寒,涤痰平喘。②热性哮喘:症见咳喘哮鸣,声高息涌,胸膈满闷,痰稠色黄,口干咽红,或发热面红,便干溲黄,舌红、苔薄黄或黄腻,脉滑数。治宜清肺化痰,降逆平喘。③肺气虚弱型:症见面色淡白,气短懒言,语声低微,神疲乏力,常自汗出,容易感冒,舌淡、苔薄白,脉细无力。治宜补肺固卫,调和营卫。④脾气虚弱型:症见面黄少华,食少纳呆,晨起痰多,倦怠乏力,大便不实、夹不消化食物,舌淡胖或花剥、苔少,脉缓弱。治宜益气健脾,助运化痰。⑤肾虚不纳型:症见面色淡白,形寒畏冷,四肢不温,动则气短,尿清而频,或夜间尿多遗尿,大便溏薄,舌淡、苔薄白,脉细弱。治宜温补肾阳,固本纳气。

## 小青龙汤

【来源】《伤寒论》

【配方】炙麻黄、桂枝、五味子各6克,芍药9克,细辛1克,半夏、干姜、甘草各3克。

【用法】水煎取汁200毫升,分4~5次服完。每日1剂。

【功效】温肺散寒,化痰定喘。

【主治】支气管哮喘发作期属寒性哮喘者。症见咳嗽气喘,喉间有哮鸣音,痰多白沫,形寒无汗,鼻流清涕。

## 麻杏甘石汤

【来源】《伤寒论》

【配方】生麻黄、杏仁各6克,生甘草3克,生石膏20克。

【用法】石膏加水400毫升同煎,先用武火煮沸后转文火煎10分钟,再纳入其余3味,文火续煎15分钟,取药汁200毫升,分3~4次服完。每日1剂。

【功效】清肺涤痰，止咳平喘。
【主治】支气管哮喘发作期属热性哮喘者。症见咳嗽气喘，声高息涌，痰稠黄，胸膈满闷。

## 🎋 肾气丸

【来源】《金匮要略》
【别称】八味肾气丸、崔氏八味丸、金匮肾气丸、桂附八味丸、桂附地黄丸
【配方】干地黄八两，山药、山茱萸各四两，泽泻、牡丹皮、茯苓各三两，桂枝、附子（炮）各一两。
【用法】为末，炼蜜和丸，梧子大，酒下十五丸，加至二十五丸，日再服。
【功效】温补肾气。
【主治】肾气不足，腰酸脚软，肢体畏寒，少腹拘急，小便不利或频数，舌质淡胖，尺脉沉细；痰饮喘咳，水肿脚气，消渴，久泄，妇人转胞。
【按语】现用于糖尿病、甲状腺功能减退、慢性肾炎、肾上腺皮质功能减退及支气管哮喘等属于肾气不足者。

## 🎋 三子养亲汤

【来源】《韩氏医通》
【配方】苏子、白芥子、葶苈子各10克。
【用法】水煎取汁200毫升，分4~5次服完。每日1剂。
【功效】祛痰降气，宣肺平喘。
【主治】支气管哮喘发作期属痰浊阻肺者。症见咳嗽气喘，痰多而黏，咳吐不爽，胸中窒闷，恶心，纳差，口黏无味。

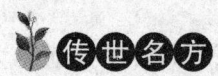

## 苏子降气汤

【来源】《太平惠民和剂局方》
【配方】苏子、厚朴、前胡、橘皮各9克,半夏6克,当归12克,沉香、甘草各3克,生姜3片,大枣5枚。
【用法】水煎,取汁200毫升,分4~5次服完。每日1剂。
【功效】降气化痰。
【主治】支气管哮喘发作期属痰涎壅盛者。症见咳嗽气喘,痰涎壅盛,胸膈满闷,咽喉不利,头目眩晕,腰酸足软,身体倦怠。

## 玉屏风散

【来源】《简易方》
【配方】防风9克,炙黄芪15克,白术12克。
【用法】水煎取汁200毫升,分4~5次服完。每日1剂。
【功效】补肺固卫,健脾益气。
【主治】支气管哮喘缓解期属肺脾气虚者。症见面色苍白,气短懒言,反复感冒,食少便溏。

## 人参胡桃方

【来源】《济生方》
【配方】人参1.5克,胡桃5个,生姜5片。
【用法】人参加水500毫升同煎,先用武火煮沸后,改用文火续煎30分钟,药汁待用。胡桃去壳,取肉切片,加生姜和水600毫升同煎,先用武火煮沸后,改用文火续煎30分钟,兑入人参煎汁即成,分2~3次服完。每日1剂。
【功效】补肺固卫,益肾纳气。
【主治】支气管哮喘缓解期属肺气虚弱和肾虚不纳者。症见面色苍白,气短懒言,畏寒肢冷,腰膝酸软。

## ◎ 肺炎

肺炎是指肺实质的炎症,按病因可分为细菌性肺炎、真菌性肺炎、病毒性肺炎和支原体性肺炎。临床常见的是细菌性肺炎,其中90%~95%是由肺炎球菌引起。临床有突发的寒战、高热、咳嗽、血痰、胸痛等症状。肺炎的诱发因素有受寒、病毒感染、酒醉、全身麻醉或镇静剂过量等。这些因素会削弱全身抵抗力和会厌的反射作用,破坏呼吸道黏膜-纤毛运动,减损细胞的吞噬作用,使致病物能轻易地被吸入而引起感染。此外,心力衰竭、有害气体的吸入、长期卧床的肺水肿、肺瘀血,以及脑外伤等都有利于细菌的感染和生长繁殖,导致肺炎。

### 白头翁汤

【来源】《伤寒论》
【配方】白头翁16克,黄连、黄柏各6克,秦皮9克。
【用法】上药水煎服,每日1剂,分早、晚2次服。
【功效】发汗解表,止咳平喘。
【主治】大叶性肺炎。症见高热汗出,气促痰鸣,痰色铁锈,口渴喜冷饮,大便干结,舌红、苔黄腻,脉弦数。

### 活肺汤

【来源】《新中医》
【配方】丹参、毛冬青各30克,桃仁、赤芍、牡丹皮各15克,生地黄20克,川芎10克,柴胡、红花、枳壳、甘草各6克。
【用法】将上药水煎服,每日1剂,分早、晚2次服。
【功效】活血化瘀,清热化痰。
【主治】病毒性肺炎。症见发热,头痛,乏力,咳嗽咯黄痰,胸闷气急,发绀,舌暗红、苔黄腻,脉滑数。肺听诊可听见湿性啰音。

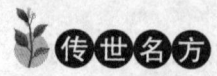

## 贝龙银黄汤

【来源】《甘肃中医》
【配方】金银花30克,连翘、知母、浙贝母、地龙、甘草各10克,黄连5克。
【用法】水煎,分次温服,每日1剂。
【功效】宣肺平喘,清热化痰。
【主治】支气管肺炎。症见壮热烦渴,喉鸣痰涌,咳嗽喘憋,甚则鼻翼翕动,颜面口唇发绀。

## 龙虎汤

【来源】《中国中医药信息杂志》
【配方】麻黄5克,生石膏10～15克,知母10～15克,杏仁、地龙各10克,甘草15克。
【用法】水煎,分次温服,每日1剂。
【功效】清热解毒,止咳祛痰。
【主治】支气管肺炎。

# ◎ 慢性阻塞性肺气肿

肺气肿是一种病理状态,是由于支气管痰液潴留及管壁痉挛引起气道阻塞,导致终末细支气管远端部分(包括呼吸性细支气管、肺泡管、肺泡囊和肺泡)的膨胀和过度充气,导致肺组织弹力减退,容积增大。由于其发病缓慢,病程较长,故称为慢性阻塞性肺气肿。它是慢性支气管炎最常见的并发症。

中医学将其归于"肺胀""虚喘""痰饮"等范畴进行辨证施治。临床上可分为痰热壅肺型、寒饮伏肺型、肺脾两虚型、肾不纳气型4个证型。

①痰热壅肺型：症见咳嗽，喘促，痰稠而色黄，不易咯出，低热或烦热，胸闷或痛，口渴喜饮，舌质红、苔黄腻，脉象滑数。治以清热化痰，肃肺平喘。②寒饮伏肺型：症见久咳不愈，冬春加剧，恶寒发热，头痛无汗，咳嗽，痰多且稠、色白，喘促不得卧，动则尤甚，苔白滑或白腻，脉象浮紧。治以温肺化饮，止咳平喘。③肺脾两虚型：症见畏寒，久咳，痰涎多，呈清稀泡沫状，喘息气短，动则尤甚，纳呆、乏力。脉细弱，舌质淡、苔薄白或白滑。治以补肺健脾，温化寒痰兼佐以平喘。④肾不纳气型：症见咳嗽胸满，痰清稀，自汗气短，动则尤甚，面色苍白，倦怠乏力，口唇青紫，四肢欠温，纳差，重者不能平卧。舌质淡、苔薄白，脉沉细。治以培元温肾，纳气平喘。

### 莱菔子粥

【来源】验方
【配方】莱菔子末15克，粳米100克。
【用法】将莱菔子末与粳米同煮为粥，早晚温热食用。
【功效】化痰平喘，行气消食。
【主治】老年慢性气管炎、肺气肿。

## ◎ 结核性胸膜炎

结核性胸膜炎是胸膜炎中最常见的，约占80%。是由结核杆菌感染而引起的胸膜炎症。临床上常分为干性胸膜炎、渗出性胸膜炎、结核性脓胸（少见）3种类型。起病可急可缓，多较急骤。临床表现有全身中毒症状，如中、高度发热，盗汗，乏力，全身不适等；局部症状可有胸痛、干咳，大量胸腔积液时可有气急、胸闷、端坐呼吸及发绀而局部胸痛可减轻或消失。其中，结核性渗出性胸膜炎是常见的非肺部病变，是干性胸膜炎的进

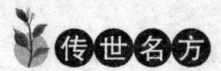

一步发展。人体对结核处于变态反应状态时，胸膜易受结核菌的感染引起渗液。本病多见于青壮年，常有结核病接触史或既往史，预后较好。结核性胸膜炎实际上是一种肺外结核，单纯性结核性胸膜炎与其他肺外结核一样，是没有传染性的，只有同时合并有肺结核的患者才具有传染性，才需要隔离治疗。

本病属于中医学"悬饮病""咳嗽""胸胁痛"等范畴。临床可分邪犯胸肺型、饮悬胁下型、阴虚邪恋型、络气不和型4个证型。①邪犯胸肺型（多见于初期）：症见寒热往来，或发热不恶寒，有汗不解，胸胁满痛，咳嗽引痛，口干口苦，苔薄，脉弦数。治宜和解疏利。②饮悬胁下型（多见于胸腔积液阶段）：症见咳嗽，胸部胀满，甚则气急不能平卧，咳唾，转侧时疼痛加重，胸部有憋闷感，脉弦滑。治宜逐水祛饮，佐以理气和络。③阴虚邪恋型（多见于吸收好转期）：症见身热午后为甚，干咳无痰，胸闷气短，口干咽燥，潮热盗汗，五心烦热，舌红少苔，脉细数。治宜养阴清热。④络气不和型（多见于恢复期或初愈阶段）：症见胸胁疼痛，胸闷，呼吸不利，间有闷咳，迁延不已，诸症阴雨天更为明显，苔薄，脉细弦。治宜行气通痹，活血和络。

### 葶苈大枣泻肺汤

【来源】《金匮要略》
【配方】葶苈子10克，大枣10枚。
【用法】水煎服。
【功效】攻逐水饮。
【主治】（体质偏弱，不任峻下）悬饮病。

### 十枣汤

【来源】《伤寒论》
【配方】甘遂、大戟、芫花各等份，大枣10枚。
【用法】甘遂、大戟、芫花研成细末，剂量为0.9~3克，用大枣10枚煎汤，空腹送服。

【功效】攻逐水饮。

【主治】（体质壮实者）悬饮病。

## ◎ 慢性胃炎

慢性胃炎是指不同病因引起的胃黏膜的慢性炎症或萎缩性病变，可分为慢性浅表性胃炎和慢性萎缩性胃炎。发病原因尚未完全阐明，一般认为与周围环境的有害因素及易感体质有关，如长期饮浓茶、烈酒、咖啡，食用过热、过冷、过于粗糙的食物；长期大量服用非甾体消炎药、吸烟；细菌尤其是幽门螺杆菌（HP）感染；免疫力低下；继发于其他疾病等。慢性胃炎缺乏特异性症状，大多数患者常无症状或有程度不同的消化不良症状，如上腹隐痛、食欲减退、餐后饱胀、反酸等。萎缩性胃炎患者可有贫血、消瘦、舌炎、腹泻、出血等。

本病属中医学"胃痛""胃痞"等范畴。其病位在胃，与肝、脾、肾等脏腑有关。本病病因繁多，饮食所伤、情志不遂、脾胃素虚、失治误治等皆可引发。

### 加味香苏饮

【来源】《中国名老中医经验集萃》（董建华方）

【配方】香附、橘皮、枳壳、香橼皮、大腹皮、焦三仙（焦麦芽、焦山楂、焦神曲）各10克，炒鸡内金、佛手、砂仁各5克，木香6克。

【用法】水煎服，每日1剂。

【加减】如伴见胁肋胀痛、口苦泛恶、肝郁不舒症状者，可加柴胡、青皮、郁金等味以疏肝解郁；若伴便秘、腹胀、腑行不畅者，可入酒军或栝楼、莱菔子以导滞通腑；如伤食生冷，胃寒作痛者，可

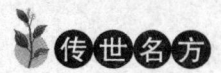 传世名方

加良姜或荜澄茄等品以行气散寒止痛；如顽固腹胀，反复不愈，则可配用鸡金散（鸡内金、沉香或木香、砂仁、香橼皮等量研末，每服3克，每日2次），健胃消胀化滞。

【功效】调气和胃，疏肝止痛。

【主治】慢性胃炎。症见胃胀多气，时伴隐痛，反复发作，食后脘胀尤甚，不思饮食。

## 平胃散

【来源】《太平惠民和剂局方》

【配方】苍术15克，厚朴、陈皮各9克，甘草4克，生姜3片，大枣2枚。

【用法】水煎服，每日1剂。

【功效】燥湿运脾，行气和胃。

【主治】慢性胃炎。症见脘腹胀满，不思饮食，恶心呕吐，嗳气吞酸或口苦无味，肢体倦怠，胸闷气短，大便溏薄，舌淡胖、苔白腻而厚。

## 楂梅益胃汤

【来源】《江西中医药》

【配方】沙参30克，麦冬、玉竹、生地黄、木瓜各10克，山楂、山药各15克，石斛、乌梅、白芍各12克，甘草6克。

【用法】水煎服，每日1剂。

【功效】养阴益胃。

【主治】慢性胃炎，证属脾阴不足、胃土燥热型者。症见胃脘嘈杂，似饥非饥、似痛非痛，口干舌燥，少苔、无苔或花剥苔。

## 一贯煎加味

【来源】《中华名医名方薪传胃肠病》（赵清理方）

【配方】北沙参、枸杞子、乌梅肉各15克，生地黄、麦冬、太子参、鸡内

金各12克，焦山楂30克，广木香6克，甘草3克。

【用法】水煎服，隔日再服，早、晚各1次。

【功效】甘寒养阴，和中益胃。

【主治】慢性萎缩性胃炎，证属胃阴不足，胃失濡养。症见胃脘灼痛，嘈杂干呕，不思饮食，食后胃脘痞满胀痛，口燥咽干，体倦乏力，舌质红苔少，脉细数无力。

## ◎ 胃与十二指肠溃疡

胃与十二指肠溃疡是常见的慢性消化系统疾病，又称消化性溃疡。溃疡的形成有各种因素，其中酸性胃液对黏膜的消化作用是溃疡形成的基本因素。研究表明，胃酸分泌过多、幽门螺杆菌感染和胃黏膜保护作用减弱等因素是引起胃与十二指肠溃疡的主要环节。胃排空延缓和胆汁反流、胃肠肽的作用、遗传因素、药物因素、环境因素和精神因素等，都和溃疡的发生有关。临床表现主要有上腹部疼痛，呈慢性、周期性、节律性发作，多为钝痛、灼痛或饥饿样疼痛。此外可伴有唾液分泌增多、胃灼热、反胃、嗳酸、嗳气、恶心、呕吐等其他胃肠道症状。

胃与十二指肠溃疡属中医学"胃脘痛""嘈杂""吞酸"等的范畴。发病机制较为复杂，但总不外乎脾胃气机壅滞，升降失常、气滞血瘀为患。治疗原则以"理气止痛"为常法，兼以审证求因、辨证施治。根据寒、热、虚、实和在气、在血的不同，分别施以温、清、补、泻和行气、活血等法。

### 甘草泻心汤

【来源】《伤寒论》

【配方】炙甘草12克，黄芩、干姜、半夏、人参各9克，黄连3克，大枣

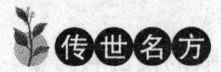

12枚。

【用法】水煎服,每日1剂,分2次温服。

【功效】和胃补中,降逆消痞。

【主治】胃与十二指肠溃疡。症见脘痞腹胀,呕恶嗳气,吞酸,食欲不振,形体消瘦,倦怠乏力,舌苔白,脉弦细。

## 化瘀生肌汤

【来源】《北京中医》

【配方】五灵脂6克,当归、延胡索各10克,没药5克,黄芪12克,珍珠末0.3克(冲服),冬虫夏草2克。

【用法】水煎服,每日1剂。10日为1个疗程。如症状得到控制改服粉剂,每次服6克。早饭、午饭、晚饭前各服1次,3个月为1个疗程。

【加减】胃反酸有烧灼感者,加海螵蛸、瓦楞子;神疲气短者,加党参;嗳气频作者,加丁香、柿蒂;大便潜血试验阳性者,加阿胶珠、艾叶炭、地榆炭。

【功效】活血化瘀,益气生肌。

【主治】胃与十二指肠溃疡。

## 肝胃百合汤

【来源】《常见消化系统疾病的中医治疗》(夏度衡方)

【配方】百合15克,甘草6克,柴胡、郁金、乌药、川楝子、黄芩、丹参各10克。

【用法】水煎服,每日1剂。

【功效】疏肝理胃,化瘀敛疡。

【主治】消化性溃疡属肝胃气机失常,气血瘀阻,胃络损伤者。症见上腹部疼痛,吞酸嗳腐,神疲乏力,舌淡红、苔薄黄,脉沉小而弦。

## 第 2 章 内科疾病的传世名方

### 凤凰乌梅散

【来源】验方

【配方】鸡蛋壳、乌梅（去核）各200克。

【用法】鸡蛋壳洗净拍扁晾干，和乌梅焙干研成细粉，每天1~2次，缓慢含服。

【功效】疏肝理胃，生肌敛疡。

【主治】消化性溃疡。

## ◎ 胃下垂

胃下垂是指人体直立时胃的下缘达盆腔，胃小弯弧线的最低点降到髂嵴连线以下的症状。它是由多种因素导致胃组织及韧带松弛和胃壁张力不足而形成。轻者临床表现不明显；重者可见胃脘隐痛、腹胀，食后加重；消化不良，厌食、恶心，消瘦乏力，嗳气，便秘或溏；腹部有重坠感，平卧或以手托腹部则感舒适；胀痛以立位较重，卧位时即减轻或消失，劳累后加重。久病后可见心烦失眠、焦躁、心悸、眩晕、血压低等症状。亦可有其他内脏下垂表现。

中医学无胃下垂病名，根据其临床特点，属于"胃痞""胃脘痛""胃缓"的范畴。近代医家将本病的病机概括为脾胃失和，中气下陷。病因有饮食不节、内伤七情、劳累过度或脾胃虚损等。治疗以补中益气、升阳举陷为基本方法，兼以消食导滞、养阴和胃、疏肝解郁、温阳助运、活血化瘀等法。

### 补中益气汤

【来源】《脾胃论》

【配方】黄芪18克，炙甘草、白术各9克，当归3克，人参、橘皮、升麻、

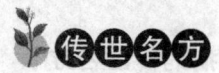**传世名方**

柴胡各6克。

【用法】水煎服，每日1剂。

【功效】补中益气，升阳举陷。

【主治】胃下垂。

### 枳术汤

【来源】《金匮要略》

【配方】枳实、白术各30克。

【用法】水煎服。

【功效】益气健脾，行气消痞。

【主治】胃下垂。症见脘腹胀满隐痛，嗳气，纳少，舌淡、苔薄腻，脉细。

## ◎急性胃肠炎

急性胃肠炎是胃肠黏膜的急性炎症，由于饮食不当，食入过多生冷不易消化、刺激性食物，或摄入被细菌、毒素污染的食物所致。此病好发于夏秋季节，起病急，临床表现以恶心、呕吐、腹痛、腹泻、发热为主，严重者可出现脱水、休克等。临床本着"急则治其标"的原则，突出止呕、止泻、止痛，然后针对病因采用散寒、理气、清热、消食、活血、祛湿、收涩、健脾、疏肝和胃等方法，调畅胃肠气机，使邪去正安。

本病可分为3种类型：以胃痛、恶心呕吐为主者，称急性胃炎；以腹痛、腹泻为主者，称急性肠炎；二者兼有者，称急性胃肠炎。

本病属中医学"呕吐""胃脘痛""泄泻""腹痛""霍乱"等范畴。多由中焦元气素亏，外感风寒暑湿之邪，或饮食不洁，损伤脾胃，以致运化失职，脾失健运，胃失和降，浊阴内阻，清浊相干，乱于胃肠而成。

## 葛根芩连汤

【来源】《伤寒论》
【配方】葛根15克，甘草6克，黄芩、黄连各9克。
【用法】水煎服，每日1剂，早、晚分服。
【功效】解表清里。
【主治】急性胃肠炎属表证未解，里热甚者。症见身热汗出，泻下急迫，气味臭秽，肛门灼热，胸脘烦热，口渴，舌红、苔黄，脉数或促。

## 藿香正气散

【来源】《太平惠民和剂局方》
【配方】大腹皮、白芷、紫苏、茯苓各5克，半夏曲、白术、陈皮、厚朴、苦桔梗各10克，藿香15克，炙甘草12克，生姜3片，大枣1枚。
【用法】水煎服。
【功效】解表化湿，理气和中。
【主治】急性胃肠炎属外感风寒，内伤湿滞证。症见脘腹疼痛，上吐下泻，泄泻清稀，甚如水样，或伴恶寒发热，头痛，舌苔白腻。

## 连朴饮

【来源】《霍乱论》
【配方】制厚朴6克，姜川连、石菖蒲、制半夏各3克，炒香豉、焦栀子各9克，芦根60克。
【用法】水煎温服。
【功效】清热化湿，理气和中。
【主治】急性胃肠炎，湿热并重者。症见上吐下泻，胸脘痞闷，心烦躁扰，小便短赤，舌苔黄腻，脉滑数等。

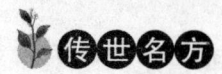 传世名方

### 木香槟榔丸

【来源】《儒门事亲》
【配方】木香、槟榔、青皮、陈皮、莪术、黄连各3克,黄柏、大黄各5克,炒香附、牵牛子各10克。
【用法】水煎服。
【功效】行气导滞,攻积泻热。
【主治】急性胃肠炎属湿热食积者。症见脘腹痞满胀痛,嗳腐酸臭,泻下黏腻臭秽,里急后重,舌苔黄腻,脉沉实等。

### 保和丸

【来源】《丹溪心法》
【配方】山楂18克,神曲、陈皮、连翘、莱菔子各6克,半夏、茯苓各9克。
【用法】水煎服。
【功效】消食和胃。
【主治】急性胃肠炎属食积内停者。症见腹痛肠鸣,泻下粪便臭如败卵,泻后痛减,脘腹胀满,嗳腐酸臭,不思饮食,苔垢浊或厚腻,脉滑。

## ◎ 高脂血症

由于脂肪代谢或运转异常使血浆中1种或多种脂质高于正常称为高脂血症,表现为高胆固醇血症、高甘油三酯血症或两者兼有。脂质不溶或微溶于水,必须与蛋白质结合以脂蛋白形式存在,因此高脂血症常为高脂蛋白血症的反映。临床上分为2类:①原发性高脂血症,属遗传性脂代谢紊乱疾病;②继发性高脂血症,常见于控制不良的糖尿病、饮酒、甲状腺功能减退症、肾病综合征、透析、肾移植、胆道阻塞、口服避孕药等。长

期高脂血症易导致动脉硬化加速，尤其是引发和加剧冠心病及脑血管疾病等。

本病属中医学"痰证""肥胖""瘀血"等范畴。中医学认为本病的病因为饮食偏嗜，脾胃失调；情志内伤，肝胆不利；年老体衰，肾元亏虚；生活安逸，多静少动；等等。最终导致膏脂停聚，痰浊瘀血内盛。其病机总属正虚邪实之证。正虚即脏腑气血虚衰，其重点在肝、脾、肾；邪实主要为痰浊、湿浊和瘀血。因此，治疗上多以扶正与祛邪并用。通过扶正，调整脏腑气血功能，以祛除过多的膏脂。

## 清利湿热方

【来源】《名医方证真传》（郭士魁方）
【配方】葛根、忍冬藤、决明子各20克，川芎、丹参各12克，菊花、生地黄、泽泻各15克，陈皮、茯苓各10克，全栝楼30克。
【用法】水煎服。
【功效】清利湿热。
【主治】高脂血症属湿热内蕴，浊气上扰者。

## 通冠降脂汤

【来源】《名医方证真传》（李辅仁方）
【配方】生黄芪、丹参各20克，炒白术、生何首乌、生山楂、泽泻各15克，荷叶、红花各5克，枸杞子、川芎各10克，决明子30克。
【用法】水煎服。
【功效】益气通痹，活血化瘀。
【主治】高脂血症、冠心病。症见胸闷、气短、腹胀、心烦、四肢作胀、腰腿酸痛等。

## 降脂通脉饮

【来源】《中华名医名方薪传·心血管病》（邵念方方）

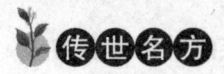

【配方】制何首乌、金樱子、决明子、生薏苡仁各30克,茵陈、泽泻各24克,生山楂18克,柴胡、郁金各12克,酒军6克。

【用法】每日1剂,用水500毫升文火煎至250毫升,分两2次服,2周为1个疗程。

【功效】滋阴降火,通脉泄浊。

【主治】高脂血症、冠心病,肝肾阴虚,痰瘀阻络者。症见胸痛心悸、头痛、不寐、多梦、纳少、便秘溲赤,舌红、苔白,脉弦细等。

## 双降汤

【来源】《中国名医名方》

【配方】黄精、何首乌、桑寄生、泽泻各20克,山楂、决明子、豨莶草各15克,菊花10克,丹参5克。

【用法】水煎服,每日1剂。

【功效】补益肝肾,活血泄浊。

【主治】高脂血症、高血压属肝肾阴虚、痰浊阻滞证。

# ◎ 风湿性关节炎

风湿性关节炎是风湿热的临床表现之一,多见于青少年。风湿热是一种与A族乙型溶血性链球菌感染有关的自身免疫性疾病,病变主要累及心脏、关节、皮下组织。风湿性关节炎呈游走性,受累关节常为大关节,尤其是膝、踝、肘和腕关节。典型表现为红、肿、热、痛、压痛和活动受限。炎症消退后,关节功能完全恢复而很少出现关节畸形。

本病属中医学"痹证"范畴,系由先天不足或后天失养,致正气不足,卫外不固,风、寒、湿、热外邪侵袭人体,或壅滞于经,或郁塞于络,气血凝滞,脉络痹阻而成。治疗以祛邪为主,兼以扶正。

## 第 2 章 内科疾病的传世名方

### 岐经通丸

【来源】麻九畴经验方

【配方】木瓜300克,鹿骨、怀山药、肉苁蓉各150克,干姜、枣仁各60克,枸杞120枚,桃仁(捣)、人参各30克,桦树茸120克,花椒50克,阿胶、益智仁、石斛、天麻各90克。

【用法】研末,曲糊为丸,早、晚饭前各6克。

【功效】祛风除湿,通经止痛,扶正祛邪。

【主治】因经络不通而造成的酸、麻、胀、痛等症。

### 清热宣痹汤

【来源】《名医名方录》(张沛虬方)

【配方】生石膏、忍冬藤、天花粉、威灵仙各30克,生甘草5克,知母、桂枝各10克,防己、豨莶草各15克,黄柏12克。

【用法】上药中先煎石膏,约30分钟后,将其余药物一起兑入,再煎30分钟取服,每剂煎2次,日服1剂,分2次温服。如病情严重,可日服2剂,分4次服用。

【功效】清热通络,宣痹胜湿。

【主治】风湿性关节炎急性期(热痹)。症见高热,关节肿痛,口渴,苔白腻或黄腻。

### 五桑四藤防己汤

【来源】《名医方证真传》(魏长春方)

【配方】桑寄生、桑叶、桑白皮、钩藤、防己各10克,桑葚12克,桑枝、鸡血藤、忍冬藤、天仙藤各15克。

【用法】每日1剂,水煎分服。

【功效】清热除湿,舒筋活络。

【主治】风湿性关节炎属阴虚血热或久服辛燥走窜之品致阴液亏虚者。症

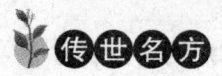

见风湿性痹痛,骨节酸楚,脉弦细,舌苔白滑。

### 独活寄生汤

【来源】《中华中西医学杂志》
【配方】独活、秦艽、防风、川芎、当归、茯苓、杜仲各15克,桑寄生、白芍各40克,细辛(后下)3克,熟地黄、桂枝、川牛膝、党参各20克,甘草10克。
【用法】水煎,早、晚温服,15～30日为1个疗程。
【功效】祛风除湿,散寒止痛,扶正祛邪。
【主治】慢性风湿性关节炎。表现为肌肉、关节酸痛、麻木、重着、屈伸不利,每遇潮湿或气候变化疼痛加重,舌质淡红,苔薄白,脉弦。

# ◎ 病毒性心肌炎

病毒性心肌炎是病毒侵犯心脏所致的,以心肌炎性病变为主要表现的疾病。临床表现多样,轻者只出现心电图改变,重者心律失常,心脏扩大,发生心力衰竭、心源性休克,甚则猝死。引起心肌炎的病毒有多种,其中以柯萨奇病毒乙组引起的最为常见。以婴幼儿多见。一年四季都可发病,但主要发生在春秋两季。本病治疗应注意休息,防治诱因,增进心肌营养,促进心肌修复,控制病毒感染。

中医称本病为"心悸",临床可分为邪热犯心型、痰瘀互阻型、心阳虚弱型、正虚邪恋型、气阴两虚型5个证型。①邪热犯心型:症见发热不退,或不发热,鼻塞流涕,咽红肿痛,咳嗽有痰,或腹痛,泄泻,肌肉酸楚,短气心悸,胸闷胸痛,舌红、苔薄黄,脉细数或结代。治宜清热解毒。②痰瘀互阻型:症见胸闷胸痛,心悸不宁,气短头晕、唇暗乏华,咳嗽喘息,咯痰黏白,恶心呕吐,舌紫、苔白腻,脉滑或结代。治宜化痰活血。③心阳虚弱型：症见心悸头晕，胸脘痞满，神疲乏力，四肢不温，自汗形寒，甚者大汗淋漓，四肢厥冷，口唇及指末青紫，呼吸微弱，苔白，脉细弱而数，或脉微欲绝。治宜温振心阳。④正虚邪恋型：症见神疲乏力，胸闷叹气，心悸气短，时有低热，面色萎黄，纳呆食少，自汗盗汗，易患感冒，感冒后症情加重，舌偏红、苔薄白，脉细软或结代。治宜扶正祛邪。⑤气阴两虚型：症见心悸不宁，气短，活动后尤甚，少气懒言，神疲倦怠，多汗，头晕目眩，烦热口渴，夜寐不安，舌质红、苔少或花剥，脉细数或结代。治宜益气养阴。

## 栝楼薤白半夏汤

【来源】《伤寒论》
【配方】栝楼12克，薤白、法半夏各6克，白酒适量。
【用法】取上药加水400毫升同煎，先用武火煮沸后，改用文火续煎20分钟，药汁1次服完。每日1剂。
【功效】通阳豁痰。
【主治】病毒性心肌炎属痰瘀互阻型。症见胸闷胸痛，心悸叹息，时欲呕恶，咳嗽痰多。

## 真武汤

【来源】《伤寒论》
【配方】茯苓、白芍各10克，白术、生姜、炮附子各6克。
【用法】取炮附子加水1000毫升，先用武火煮沸后，改用文火续煎30分钟，再纳入其余4味药，用文火续煎30分钟，药汁分3~4次服完。每日1剂。
【功效】温阳强心。
【主治】病毒性心肌炎属心阳虚弱型。症见心悸怔忡，神疲乏力，畏寒肢冷，面色苍白。

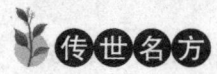

## 失笑散

【来源】《苏沈良方》

【配方】五灵脂、蒲黄各3克,醋5毫升。

【配方】取上药加水400毫升同煎,先用武火煮沸后,改用文火续煎20分钟,药汁分3~4次服完。每日1剂。

【功效】活血行瘀。

【主治】病毒性心肌炎属痰瘀互阻型。症见胸闷胸痛,头晕心悸,气短叹息,舌微紫。

## 黄芪桂枝五物汤

【来源】《金匮要略》

【配方】炙黄芪、白芍各10克,桂枝6克,生姜3片,大枣5枚。

【用法】取上药加水400毫升同煎,先用武火煮沸后,改用文火续煎30分钟,药汁3~4次服完。每日1剂。

【功效】扶正祛邪。

【主治】病毒性心肌炎属正虚邪恋型。症见神疲乏力,胸闷叹气,心悸气短,时有低热,易患感冒。

## 生脉散

【来源】《医学启源》

【配方】西洋参6克,麦冬12克,五味子5克。

【用法】水煎服,每日多次代茶饮。

【功效】益气养阴。

【主治】慢性病毒性心肌炎。

## 甘薯葛根煎

【来源】验方

【配方】鲜甘薯100克（洗净切片），葛根15克，薏苡仁30克。
【用法】共入砂锅，加水煎煮，去渣取汁，每日分2～3次饮服。
【功效】清热生津，解毒止泻，补脾益气。
【主治】湿热型心肌炎急性期。

## ◎ 心脏神经官能症

　　心脏神经官能症是神经官能症的一种特殊类型，主要由心理疾患所引发，引起人体自主神经紊乱，出现心脏疾病症状。临床以心血管、呼吸和神经系统症状失常为主要表现，可兼有神经官能症的其他症状。本病好发年龄为20～40岁，女性和中青年多见，尤其是更年期的妇女。

　　本病属中医学"心悸""胸痹""失眠""百合病"等范畴。临床上分为心虚胆怯型、心血不足型、阴虚火旺型、血瘀痰阻型4个证型。①心虚胆怯型：症见除主要症状外伴有烦躁易怒，寐少多梦。治宜疏肝解郁，化瘀通络，养心安神。②心血不足型：症见除主要症状外同时伴有头晕目眩、倦怠乏力、动则心悸加重、脉细弱。治宜健脾补血，养心安神，化瘀通络。③阴虚火旺型：症见心悸、胸闷、气短，兼见头晕目眩、心烦少寐、手足心热、口燥咽干、舌尖红、苔薄白、脉细数。治宜滋阴降火，养心安神，化瘀通络。④血瘀痰阻型：症见心悸兼见头晕目眩、寐差、胸痛胸闷较甚或见胸中隐痛、呼吸不畅、痰黏不易咳出。治宜活血化瘀，行气化痰，养心通络。

### 甘麦大枣汤

【来源】《金匮要略》
【配方】甘草9克，小麦30～60克，大枣30克。
【用法】把用料洗净，大枣去核，水煎服。
【功效】养心安神，和中缓急。

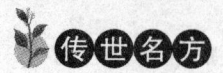传世名方

【主治】心脏神经官能症。症见心悸、脉促属于心经气阴两伤者。

### 酸枣汤

【来源】验方
【配方】酸枣仁30克，红枣10枚，冰糖30克。
【用法】水煎浓汁，每天1剂，每晚临睡前服用，连续数天，有明显疗效。
【功效】养心安神。
【主治】心脏神经官能症属心脾两虚者。

### 将相保君膏

【来源】包氏验方
【配方】地龙、西洋参、桂圆、当归头各60克，龙骨、黄芪、木瓜各150克，葛根、百合、薤白、天麻、枳椇子各90克，茯苓200克，肉苁蓉120克。
【用法】煎成膏滋，每天2次，每次1勺，开水冲服。
【功效】滋养肝血，养心安神，豁痰定惊。
【主治】因肝血虚引起的血不养心、失眠、焦虑、胸闷气短等症。

## ◎ 脑血管意外后遗症

脑血管意外后遗症，是指脑出血、脑血栓形成、脑梗死、蛛网膜下腔出血等度过急性期后，出现肢体功能障碍、言语障碍、疼痛等证候群，其中最常见的是肢体半瘫（或称半身不遂）。随着年龄的增长，该病的发病率也升高，常见于中、老年人，发病率、致残率较高。多在动脉硬化以及高血压病的基础上，由于情志激动、饱餐、劳累、腹内压增高等因素引发，出现突发昏迷等，虽经及时抢救，但仍有相当部分患者会遗留下后

遗症。

半身不遂症可分为气虚血瘀及脉络痹阻、肝阳上亢及脉络瘀阻、肝肾亏虚及筋骨失养3个证型。①气虚血瘀及脉络痹阻：可见半身不遂，肢软无力，或肢体麻木，面色萎黄，或暗淡无华，或伴语言不利，口角歪斜，舌质淡紫或有瘀斑，或舌体不正，舌苔薄白，脉细涩。治宜益气活血，通经活络。②肝阳上亢及脉络瘀阻：可见半身不遂，患侧僵硬拘急，兼见头晕头痛，面赤，耳鸣，舌红绛、苔薄黄，脉弦硬有力。治宜平肝潜阳，息风通络。③肝肾亏虚及筋骨失养：症见患侧肢体痿软无力，足难伫地，伴语言低怯，或舌暗不语，眩晕耳鸣，少寐，神疲，舌红少苔，脉弦细。治宜滋补肝肾，养血壮筋。

## 牵正散

【来源】《奇效良方》

【配方】白附子15克，僵蚕、全蝎各10克。

【用法】水煎服，每日1剂，分2次服。

【功效】祛风、除痰、通络。

【主治】中风后遗症（以口眼㖞斜为主要症状）。

## 雷打箭

【来源】《广东中医》(李英南方)

【配方】白薇15克，泽兰10克，穿山甲珠5克。

【用法】取上药加水200毫升，浸泡30分钟后，用武火煎沸，再用文火煎煮20分钟左右，至剩余药汁大约100毫升。药汁1次服完。每剂煎服2次，每日1剂。

【功效】养血滋阴，活血化瘀。

【主治】脑出血后遗症属肝肾亏虚及筋骨失养型。症见患侧肢体痿软无力，足难伫地，伴语言低怯，或舌暗不语，眩晕耳鸣，少寐，神疲，舌红少苔，脉弦细。

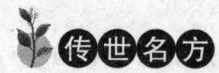

## ◎ 脑动脉硬化症

脑动脉硬化症是由于脂质代谢障碍所引起的一种疾病，是在全身动脉硬化的基础上，脑动脉发生弥漫性的粥样硬化，管腔狭窄，小血管闭塞，从而使脑实质的供血量减少，神经细胞功能障碍，引起一系列神经与精神症状。

中医尚无"脑动脉硬化症"的病名，根据主要临床表现，可归属中医学"眩晕""头痛""不寐""健忘""痴呆""虚损"等范畴。这里按"眩晕"对其进行辨证论治。临床上常分为肝阳上亢型、痰浊中阻型、瘀血阻脑型、气血亏虚型4个证型。①肝阳上亢型：可见头目眩晕，常因烦劳或恼怒而加剧，兼有急躁不安，面色时见潮红，失眠多梦，舌红、苔黄，脉弦数。治宜平肝潜阳，清火息风。②痰浊中阻型：可见头目眩晕，头重如蒙，兼有胸闷、恶心，少食多寐，身体倦怠，舌苔白腻，脉濡滑。治宜化痰泄浊，运脾和络。③瘀血阻脑型：可见头晕目眩，心烦失眠，心悸健忘，舌边紫暗，脉弦涩。治宜活血化瘀，息风清脑。④气血亏虚型：可见眩晕时作，遇劳加剧，兼有面色无华、口唇淡白、神疲乏力、心悸、失眠、饮食减少、舌淡红、脉细弱。治宜补养气血，健运脾胃。

### 🌿 虫草山药烧牛髓

【来源】验方

【配方】冬虫夏草6克，山药30克，牛骨髓100克，调料适量。

【用法】将牛髓洗净蒸熟，再将洗好的虫草、山药与牛髓同放入砂锅内盖好，隔水炖熟，食时调味。

【功效】益精填髓，补脑安神。

【主治】脑动脉硬化症属肾阴虚损、精髓不足型。症见头晕耳鸣、健忘失眠、腰膝酸软等。

## 第 2 章 内科疾病的传世名方

### 灵芝汤

【来源】验方

【配方】灵芝草15克，母鸡1只，料酒、葱、姜、食盐、胡椒粉各适量。

【用法】将灵芝草洗净切薄片，装入洗净的鸡腹内，再将鸡放入锅中，加水适量，放入料酒、葱、姜、食盐、胡椒粉调味。同时武火烧沸后改文火煨炖，鸡肉酥烂即成。饮汤食肉。

【功效】益精安神。

【主治】脑动脉硬化症属肾虚精亏型。症见耳鸣耳聋、失眠健忘、腰膝酸软等。

### 豆麦茶

【来源】验方

【配方】黑豆、浮小麦各30克，莲子、黑枣各7个。

【用法】将上述药物同煮汁，滤渣，调入冰糖少许，代茶饮。

【功效】益智安神。

【主治】脑动脉硬化症属心肾不交型。症见虚烦不眠、神疲乏力、记忆力减退等。

### 将相保君膏

【来源】包氏验方

【配方】地龙、西洋参、桂圆、当归头各60克，龙骨、黄芪、木瓜各150克，葛根、百合、薤白、天麻、枳椇子各90克，茯苓200克，肉苁蓉120克。

【用法】煎成膏滋，每天2次，每次1勺，开水冲服。

【功效】滋养肝血，养心安神，豁痰定惊。

【主治】因肝血虚引起的血不养心、失眠、焦虑、胸闷气短等症。

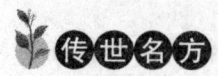

## ◎ 脑出血

脑出血，亦称脑溢血或出血性脑卒中，是发病率、死亡率、致残率均很高的疾病。脑出血系指脑实质内的血管破裂引起的大块性出血，约80%发生于大脑半球，以底节区为主，其余20%发生于脑干和小脑。高血压和动脉硬化是脑出血的主要因素，还可由先天性脑动脉瘤、脑血管畸形、脑瘤、血液病、感染、药物、外伤及中毒等所致。其发病年龄多在50～70岁。多数有高血压史，男性稍多于女性，寒冷季节发病较多，情绪激动、用力等常是本病发生的诱因。起病常突然而无预感，少数患者有前驱症状，包括头昏、头痛、肢体麻木或活动不便、口齿不清等，这可能与血压增高有关。

本病属中医学"中风"范畴，多为中脏腑类，应当首先区别闭证与脱证。临床可分为4个证型：风火上扰清窍型、痰湿蒙塞心神型、痰热瘀血内闭清窍型、痰热腑实及风火上扰型。①风火上扰清窍型：症见神志恍惚，迷蒙，半身不遂，肢体强痉拘急，口舌歪斜，大便秘结，平素多有眩晕、肢体麻木等症，舌质红绛、舌苔黄腻而干，脉弦滑大数。治宜清肝息风，开窍醒神。②痰湿蒙塞心神型：素体多是阳虚湿痰内蕴，病发神昏，半身不遂而肢体松懈，瘫软不温，甚则四肢逆冷，面白唇暗，痰涎壅盛，舌质暗淡、苔白滑，脉沉滑或沉缓。治宜涤痰降浊，温通开窍。③痰热瘀血内闭清窍型：症见起病骤急，神昏，昏愦，鼻鼾痰鸣，半身不遂而肢体强痉拘急，项强身热，躁扰不宁，甚则手足厥冷，频繁抽搐。偶见呕血，舌质红绛、苔褐黄干腻，脉弦滑数。治宜清热化痰，祛痰开窍。④痰热腑实及风火上扰型：症见神志迷蒙或嗜睡，半身不遂，口舌歪斜，腹胀便秘，头痛，咯痰量多，舌暗红、苔黄或黄腻，脉滑数或弦滑。治宜清热化痰，通腑。

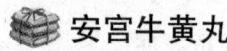 安宫牛黄丸

【来源】《温病条辨》

【配方】安宫牛黄丸。
【用法】每次1丸，1日2次，温开水送服。
【功效】清热开窍，豁痰解毒。
【主治】脑出血属痰热型。症见高热烦躁，神昏谵语，面红目赤，大便秘结，舌红、苔黄腻。

## 局方至宝丸

【来源】《太平惠民和剂局方》
【配方】至宝丹。
【用法】每次1丸，1日2次，温开水送服。
【功效】清热开窍，化浊解毒。
【主治】脑出血属痰热内闭型。症见神昏谵语，身热烦躁，痰盛气粗，舌红苔黄垢腻，脉滑数。

# ◎ 面神经炎

　　面神经炎又称面神经麻痹，俗称"歪嘴风"，是指茎乳突孔内急性非化脓性炎症引起的周围性面瘫。一般认为是面神经管内的面神经受急性非化脓性炎症的影响，引起急性面神经功能障碍，表现为病侧面部表情肌瘫痪。多为一侧性，双侧同时发病者较少见。起病前部分患者有受风寒或病侧耳后吹凉风史。
　　本病属中医学"面瘫""口眼㖞斜""卒口僻""吊线风"等范畴。辨证应从病程、症状着手辨明病因、病位，临床常分为风邪入络型、气血两虚型、痰瘀互阻型3个证型。①风邪入络型：每于晚间受风寒或受潮湿之后，次日晨起即发现面瘫，口眼㖞斜，或有头痛，苔薄白，脉浮。治则：祛风活血，和营通络。②气血两虚型：口眼㖞斜，日久不复，头晕乏力，

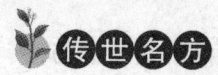

纳差胃呆,心悸眼花,苔薄,脉细。治则:补益气血,祛风通络。③痰瘀互阻型:口眼㖞斜,头痛,肢体麻木,头晕,神疲乏力,纳呆。舌质暗、苔薄腻,脉细滑或细涩。治则:益气活血,祛痰通络。

### 牵正散

【来源】《奇效良方》
【配方】蜈蚣、全蝎和僵蚕(其用量为1∶2∶3)。
【用法】焙干研末,每服2克,每日3次。
【功效】祛风、除痰、通络。
【主治】面神经炎属风痰阻络者。症见面瘫,口眼㖞斜,或有头痛,痰多,舌红、苔腻。

### 防风蜈蚣散

【来源】《山东中医杂志》(王炳范方)
【配方】防风30克,全蜈蚣(研为细末)2条。
【用法】以防风煎汤,送服蜈蚣末,每日1剂,晚饭后服用,药后避风寒,儿童用量酌减。10日为1个疗程。
【功效】祛风通络。
【主治】面神经炎属风邪阻络者。症见寒热不显,突然口眼㖞斜,眼睑闭合不全。

## ◎ 肝硬化

肝硬化是常见的慢性肝病,是由各种病因长期损害肝脏而引起的肝脏慢性、进行性、弥漫性纤维性病变。其特征为肝组织弥漫性纤维化及形成假小叶和再生结节。临床上分为肝功能代偿期和失代偿期。代偿期症状轻，主要表现为乏力、食欲减退、腹胀不适、上腹隐痛、轻微腹泻、肝脾轻度肿大等。失代偿期症状显著，主要为肝功能减退和门静脉高压症2大类临床表现，可见脾大、腹水、肝脏硬、出血、贫血等，晚期常出现消化道出血、肝性脑病、继发感染等严重并发症。

本病属中医学"积聚""臌胀"等范畴，在代偿期多属"积聚"，失代偿期多属"臌胀"。积聚的发生主要关系到肝、脾两脏；气滞、血瘀、痰结是形成积聚的主要病理变化。臌胀的病机重点为肝、脾、肾三脏功能失调，气滞、瘀血、水饮互结于腹中。治疗时，根据疾病不同阶段，在辨别虚实的基础上，灵活采用攻法和补法，或以攻邪为主，或以扶正为主，或攻补兼施。

## 软肝煎

【来源】《中国名老专家学术经验集》（邓铁涛方）

【配方】太子参、鳖甲（先煎）各30克，白术、茯苓15克，川萆薢10克，楮实子、菟丝子各12克，土鳖虫（研末冲服）3克，丹参18克，甘草6克。

【用法】水煎服，每剂药煎2次，每日2服。

【功效】健脾护肝，化症软坚。

【主治】早期肝硬化。

## 丹金强肝散

【来源】《中国名医名方》（杜雨茂方）

【配方】丹参、茯苓各30克，郁金、鸡内金各15克，三七、青黛各12克，党参24克。

【用法】共为细粉，每日2～3次，每次服3克，开水冲服。

【功效】清热活血，健脾益气。

【主治】早期肝硬化属正气方虚、湿热毒邪留恋及气血凝滞者。症见面色黧黑微黄似熏，唇紫，面肢轻度浮肿，右胁下隐痛不舒，腹胀不

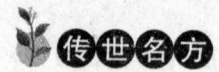

思食，小便黄而不利，舌淡红不鲜、苔白，脉细弦。

## ◎ 单纯性甲状腺肿

单纯性甲状腺肿是以缺碘、致甲状腺肿物质或酶缺陷所致的代偿性甲状腺增生、肥大和退行性变的一种疾病，此病甲状腺呈弥漫性肿大，可伴有结节形成。本病可为地方性或散发性，一般不伴有甲状腺功能的改变。发病高峰在11～35岁，女性多于男性。临床除甲状腺肿大外，往往无其他症状，或可见甲状腺肿大引起的压迫症状，如呼吸困难、吞咽困难及声音嘶哑。甲状腺常呈轻度或中度弥漫性肿大，质地较软，无压痛，并可引起压迫症状，如咳嗽、呼吸困难、面部青紫、浮肿，后期可出现结节。

中医学称本病为"肉瘿"。临床可分为气滞痰凝型、痰结血瘀型2个证型。①气滞痰凝型：症见颈部肿块，质硬或疼痛，情绪急躁，胸闷不舒，咽部发憋，苔薄白微腻，脉细而弦。治宜解郁化痰，软坚散结。②痰结血瘀型：症见颈部肿块，质硬或疼痛，胸闷，纳差，舌质暗红或有瘀斑，脉细涩。治宜理气化痰，活血消瘿。

### 柳根瘿病酒

【来源】《姚僧垣集验方》
【配方】柳根、大米各30克。
【用法】柳根加适量水，煮汁约5000毫升，同米一起酿酒。饭后饮酒，每次15～30毫升，每日3次。
【功效】祛风消肿。
【主治】单纯性甲状腺肿属气滞痰凝型。症见颈部肿块，质硬或疼痛，情绪急躁，胸闷不舒，咽部发憋，苔薄白微腻，脉细而弦。

## 海带

【来源】验方
【配方】海带适量。
【用法】海带干燥后制成粉剂,每次6克,每日3次,或每日水煎服海带30~40克。
【功效】软坚、散结、化痰、消瘿。
【主治】单纯性甲状腺肿。

## 消瘿汤

【来源】验方
【配方】海带皮30克,昆布、海藻各15克,白萝卜100克。
【用法】将海带、海藻、昆布洗净放入砂锅中,置文火上煨炖,将熟时下萝卜,再炖至烂熟即成。吃海带、萝卜,喝汤,可加入少许盐。
【功效】消瘿散结。
【主治】单纯性甲状腺肿属气滞痰凝型。症见颈部肿块,质硬或疼痛,情绪急躁,胸闷不舒,咽部发憋,苔薄白微腻,脉细而弦。

# ◎ 甲状腺功能亢进症

甲状腺功能亢进症简称甲亢,是一种临床上十分常见的内分泌疾病,是指多种原因引起甲状腺功能增高,甲状腺激素分泌过多,释放入血液中引起的机体神经、循环及消化等系统兴奋性增高和代谢亢进。甲亢属于常见病,多数起病缓慢,也有急性发病的,带有明显的家族性,可发生于任何年龄,但以青年女性最多见,男女之比约为1:4~6。临床上甲亢患者主要表现为心慌、心动过速、怕热、多汗、食欲亢进、消瘦、体重下降、疲乏无力及情绪易激动、性情急躁、失眠、思想不集中、眼球突出、手舌颤抖、甲状腺肿或肿大,女性可有月经失调甚至闭经,男性可有阳痿或乳房发育等。

中医称本病为"瘿瘤""心悸",可分为气郁痰阻型、肝火犯胃型、心脾亏虚型、心肝阴虚型4个证型。①气郁痰阻型:症见瘿肿质软不痛,喉间如堵,急躁易怒,胸闷胁痛,手指微颤,病情波动与情绪有关,舌质淡红、苔薄白,脉弦滑。治宜理气舒郁,化痰消瘿。②肝火犯胃型:症见瘿肿中等度肿大,质软光滑,烦渴多饮,多汗,眼突指颤,面部烘热,多食善饥,消瘦便秘,舌红、苔黄,脉弦数。治宜清肝泻胃,生津止渴。③心脾亏虚型:症见心烦不寐,神疲气短,纳少便溏,轻度瘿肿,舌质暗淡胖、苔白腻或黄腻,脉濡。治宜滋养心血,健脾益气。④心肝阴虚型:症见瘿肿质软,心悸不安,心烦不寐,多汗,指颤,头晕目眩,舌红、苔薄,脉细数。治宜滋养阴血,宁心柔肝。

## 昆布海藻饮

【来源】《太平圣惠方》

【配方】昆布、海藻、牡蛎各20~30克。

【用法】用水煎汁。每日1次,连服数日。

【功效】疏肝清热,理气解郁。

【主治】甲状腺功能亢进属肝火犯胃型。症见瘿肿中等度肿大,质软光滑,烦渴多饮,多汗,眼突指颤,面部烘热,多食善饥,消瘦便秘,舌红、苔黄,脉弦数。

## 黄药子汤

【来源】《中医临床专验良方3300首》(林桂方)

【配方】黄药子6克。

【用法】黄药子加水400毫升,武火煎沸后,改用文火续煎30分钟,去渣留药液,每日1剂,连服5~8周。不宜久服。

【功效】理气解郁,化痰消瘿。

【主治】甲状腺功能亢进属气郁痰阻型。症见瘿肿质软不痛,喉间如堵,急躁易怒,胸闷胁痛,手指微颤,病情波动与情绪有关。

## ◎ 脂肪肝

　　脂肪肝又称肝内脂肪变性,是一种常见的临床现象,而非一种独立的疾病。它是由多种因素或疾病引起的肝细胞内脂肪过度堆积的代谢性疾病,是肝纤维化和肝硬化疾病的过渡阶段。

　　中医认为脂肪肝属于"积聚"与"痰瘀"范畴。临床可分为肝郁气滞型、痰湿内阻型、气虚瘀结型3个证型。①肝郁气滞型:症见胁肋胀痛,胸脘不舒,时欲太息,恶心纳呆,腹胀乏力,舌淡、苔薄,脉弦。治宜疏肝理气。②痰湿内阻型:症见右胁隐痛,脘腹胀满,恶心欲吐,痰涎量多,口黏纳呆,头眩倦怠,舌淡,苔白腻,脉象弦滑。治宜理气化痰,祛湿散结。③气虚瘀结型:症见胁下刺痛,痛处固定,触按更甚,腹部胀满,下肢浮肿,红缕血痣,舌质淡暗、边有瘀斑、舌下脉淡紫,脉细涩。治宜健脾益气,疏肝化瘀。

### 三花减肥茶

【来源】《妙用中药丛书·肝胆病》(范欣生、周建英方)

【配方】玫瑰花10克,金银花10克,茉莉花10克。

【用法】将上述3药洗净,沥干,混匀待用。取沸水200毫升,冲入放花的杯中,加盖闷泡10分钟。每日1剂,代茶饮。

【功效】疏肝理气。

【主治】脂肪肝属肝郁气滞型。症见胁肋胀痛,胸脘不舒,时欲太息,恶心纳呆,腹胀乏力,舌淡、苔薄,脉弦。

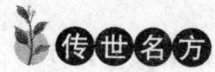 传世名方

### 乌龙降脂茶

【来源】验方

【配方】乌龙茶4克。

【用法】将乌龙茶放入有盖的茶杯中,用沸水冲泡,加盖闷10分钟即可饮用。每杯茶可连续冲泡3~5次。代茶,频频饮用。

【功效】消脂减肥。

【主治】各种类型的脂肪肝。

### 荷叶消脂茶

【来源】验方

【配方】鲜荷叶1张(若用干荷叶,则为半张)。

【用法】将荷叶洗净,切细丝,入锅,加水适量,煎煮20分钟,过滤取汁即成。代茶,频频饮用,当日服完。尤其适宜夏季服用。

【功效】健脾利湿,消脂减肥。

【主治】脂肪肝。

### 绞股蓝银杏叶茶

【来源】验方

【配方】绞股蓝10克,银杏叶12克。

【用法】将绞股蓝、银杏叶分别洗净,晒干或烘干,共研为细末,一分为二,装入绵纸袋中,封口挂线,备用。每日2次,每次1袋,冲泡代茶饮用。每袋可冲泡3~5次回。

【功效】降脂活血。

【主治】脂肪肝。尤其适用于气虚瘀结型。症见胁下刺痛,痛处固定,触按更甚,腹部胀满,下肢浮肿,红缕血痣,舌质淡暗、边有瘀斑、舌下脉淡紫,脉细涩。

## ◎ 痢疾

痢疾是指以腹部疼痛、里急后重、下赤白脓血便为主症的肠道传染性疾病。多发于夏秋季节，冬春两季也可见到。现代医学认为本病是由痢疾志贺菌所引起的急性肠道传染病，称为细菌性痢疾，简称菌痢。主要通过患者或带菌者的粪便污染水、食物和手传播，苍蝇对散播菌痢也起着重要作用。

中医学认为本病的发生主要由于感受夏秋季节湿热之邪，湿热侵入肠胃，或饮食生冷不洁之物，积滞肠中，或脾胃素虚，大肠功能虚弱，使得风寒暑湿之邪乘虚而入，以上因素作用于肠间使大肠功能受损，传导功能失常，从而出现一系列消化道症状。

### 单味夏枯草

【来源】《浙江中医杂志》
【配方】夏枯草60克。
【用法】水煎服，每日1剂，分4次口服，7日为1个疗程。
【功效】清热利湿，消炎杀菌。
【主治】痢疾。

### 全苍耳液

【来源】《河南中医》
【配方】苍耳（鲜品，根叶茎俱全）20～30克，白糖10克。
【用法】水煎服，每日1剂，分3次服。
【功效】清热解毒，活血消炎。
【主治】细菌性痢疾。

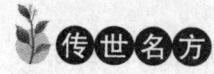

## ◎ 自汗、盗汗

自汗、盗汗是汗液外泄失常的病症。不因外界环境因素影响，而白昼时时汗出，动则尤甚为自汗；寐中汗出，醒来自止者称为盗汗。

自汗、盗汗的中医学病机是由于阴阳失调，腠理不固，而致汗液外泄失常。病变脏腑涉及肝、脾、胃、肺、肾。病理性质属虚者为多。自汗多属气虚不固，盗汗多属阴虚内热。因肝火、湿热等邪热所致者，则属实证。病程久者，或病变重者，则会出现阴阳虚实错杂的情况。自汗久则会伤阴，盗汗久则会伤阳，常出现气阴两虚，或阴阳两虚之证。邪热郁蒸，病久伤阴，则见虚实兼夹之证等。

### 玉屏风散

【来源】《世医得效方》
【配方】黄芪、糯稻根各15克，防风、甘草各6克，白术、党参、麻黄根各10克，浮小麦20克，煅牡蛎30克（先煎），大枣5枚。
【用法】水煎服，每日1剂。
【功效】益气固表。
【主治】自汗为主，伴有盗汗，以头、颈、肩背尤为明显，动则尤甚，神倦乏力，面色少华，肢端欠温，易患感冒。舌质淡、苔薄白，脉细弱。

### 黄芪汤

【来源】《儿科证治》
【配方】黄芪、党参、白术、白芍、五味子各9克，龙骨、牡蛎各15克，浮小麦30克，大枣3枚，炙甘草3克。
【用法】水煎服，每日1剂。
【功效】益气固表。
【主治】自汗、盗汗。

## 桂枝汤加减

【来源】《伤寒论》
【配方】桂枝、甘草各6克，白芍、黄芪10克，生姜2片，大枣5枚，浮小麦、糯稻根各15克，煅龙骨20克（先煎）。
【用法】水煎服，每日1剂。
【功效】调和营卫。
【主治】自汗为主，汗出遍身，微寒怕风，低热或不发热，神疲纳呆，舌淡、苔薄白，脉缓。

## 加味生脉散

【来源】《内外伤辨惑论》
【配方】太子参15克，麦冬、枸杞子、黄芪、碧桃干、糯稻根各10克，五味子、乌梅各6克。
【用法】水煎服，每日1剂。
【功效】益气养阴，收敛止汗。
【主治】自汗、盗汗属气阴两虚者。

## 保和丸

【来源】《丹溪心法》
【配方】山楂、神曲、莱菔子、茯苓、连翘、黄芩各10克，陈皮、法半夏、胡黄连、甘草各6克，麦芽15克。
【用法】水煎服，每日1剂。
【功效】消积化滞，清热和胃。
【主治】自汗属脾胃积热者。

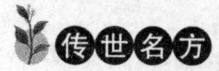

## ◎ 眩晕

眩是指眼花或眼前发黑，晕是指头晕甚或感觉自身或外界景物旋转。二者常同时并见，故统称为"眩晕"。轻者闭目即止；重者如坐车船，旋转不定，不能站立，或伴有恶心、呕吐、汗出，甚则昏倒等症状。眩晕的病因复杂，可由神经系统或其他系统的多种病因所引起。

中医学对本病的认识久远，认为眩晕属肝所主，与髓海不足、血虚、痰饮、邪中等多种因素有关。

### 二陈汤

【来源】《太平惠民和剂局方》
【配方】半夏、橘红各五两，白茯苓三两，甘草一两五钱，生姜七片，乌梅一个。
【用法】前4味每服四钱，用水一盏，加生姜、乌梅同煎六分，去滓温服，不拘时候。
【功效】燥湿化痰，理气和中。
【主治】湿痰为患，胸膈痞闷，头痛恶心。

### 八风散

【来源】《太平惠民和剂局方》
【配方】藿香八两，白芷、前胡各一斤，黄芪、甘草、人参各二斤，羌活、防风各三斤。
【用法】共为细末，每服二钱，食后温服。
【功效】疏散风邪，清利头目。
【主治】风气上攻，头目眩晕。

## ◎ 疟疾

疟疾又名打摆子，是由疟原虫经按蚊叮咬传播的传染病。临床上以周期性定时性发作的寒战、高热、出汗退热，以及贫血和脾大为特点。通过蚊子叮咬吸血传播，多见于夏秋季节。疟疾可分为间日疟、三日疟和恶性疟。患者大多数发冷发抖，继而出现高热、面色潮红、头痛、口渴、全身酸痛，接着就是全身大汗、体温很快降至正常。如此症状可反复周期性发作。间日疟隔天发1次，三日疟隔2天发1次，恶性疟发作不规则。严重者可有剧烈头痛、精神错乱、抽搐、昏迷、大小便失禁等症状。实验室检查，发热时白细胞正常或只有轻度增高。恶性疟或凶险型疟疾白细胞数往往增高，分类见中性粒细胞增多，单核细胞增高。疟原虫检查是确诊疟疾的简易而又最确实的根据。预防包括对疟疾现症患者与带虫者的治疗及健康人的预防服药2个方面，以减少和消灭传染源。

中医亦称本病为"疟疾"。临床辨证可分为邪郁少阳证、暑热内郁证、暑湿内蕴证、疫毒侵袭证4个证型。①邪郁少阳证：寒战壮热，汗出热退，休作有时，伴有头痛面赤，恶心呕吐，口苦，舌苔薄白或黄腻，脉弦或弦数。治宜和解少阳，祛邪截疟。②暑热内郁证：热多寒少，或但热不寒。汗出不畅，头痛，骨节酸痛，口渴引饮。舌质红、苔黄，脉弦数。治宜清热解毒，益气生津。③暑湿内蕴证：寒多热少，或但寒不热。头痛身楚，口不渴，胸胁满闷，神倦乏力，舌苔白滑或白腻，脉弦紧。治宜辛温达邪，散寒除湿。④疫毒侵袭证：发病急，病情重，热型不一。a.热瘴：热甚寒微，或壮热不寒，头痛面赤，烦渴饮冷，甚则神昏谵语，惊厥，舌红少绛、苔黑垢，脉洪数。治宜辟秽除瘴，清热保津。b.冷瘴：寒甚热微或但寒不热，渴不欲饮，或呕吐泄泻，或神昏不语，舌苔白腻，脉弦。治宜芳香化浊，辟秽理气。

### 鳖甲常山酒

【来源】《圣济总录》

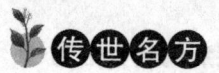

【配方】鳖甲（去裙襕，醋炙）一分，淡竹叶一两，常山、甘草（炙）各三分。
【用法】上四味，粗捣筛，每服五钱匕，酒半盏浸药，盖于地上一宿，次日添水一盏，煎至七分去滓。未发前温服，得吐为验。
【功效】和解表里，除疟杀虫。
【主治】疟先寒战，寒解即壮热。

## 常山酒方

【来源】《圣济总录》
【配方】常山三分，乌梅肉（生用）、甘草（生用）各半两。
【用法】上三味，细，以酒二盏，浸一宿，早晨去滓煎。温服一盏，良久以筋入喉中引之，吐痰即瘥。
【功效】截疟杀虫。
【主治】痰实疟，发歇不止。

# ◎急性肾盂肾炎

　　急性肾盂肾炎又名急性上尿路感染，是指细菌（极少数可由真菌、原虫、病毒）侵入一侧或两侧肾盂和肾实质所引起的急性化脓性炎症。临床引起肾盂肾炎的致病菌以大肠杆菌为常见，部分为副大肠杆菌、变形杆菌、产气杆菌、粪链球菌、肠球菌和绿脓杆菌等所致。急性肾盂肾炎好发于女性，男女之比约为3～5∶1，其中以生育年龄妇女以及小婴儿发病率为高。

　　本病属中医学"热淋""腰痛"范畴，其辨证属实证、热证，主要与肾与膀胱有关。

## 火府丹

【来源】《普济本事方》

【配方】干地黄60克,木通、黄芩各30克。

【用法】做小丸,每次服10克,每日服3次;或以上药各1/3量水煎,每剂作2次服,每日服2剂。

【功效】清热利尿通淋。

【主治】急性肾盂肾炎属心经热淋证,以小便涩痛,脉数为主症。

## 车前叶粥

【来源】《圣济总录》

【配方】鲜车前叶30～60克,葱白1茎,粳米50～100克。

【用法】将车前叶洗净,切碎,同葱白煮汁后去渣,然后加粳米煮粥。每日2～3次。5～7日为1个疗程。

【功效】利尿,清热。

【主治】急性肾盂肾炎属膀胱湿热型。

# ◎ 慢性肾盂肾炎

慢性肾盂肾炎又名慢性上尿路感染,是由细菌(极少数可由真菌、原虫、病毒)引起的一侧或两侧肾盂和肾实质的炎性改变,临床以尿频、尿急、尿痛、脓尿、腰痛等迁延不愈或遇劳则发为特征。当急性肾盂肾炎未得到合理治疗或治疗后仍持续有无症状性细菌尿,或治疗后虽菌尿消失,但以后又反复发作时,均可引起多发性疤痕,造成肾内梗阻和肾盂、肾盏变形,演变为慢性肾盂肾炎。

本病属中医学"劳淋""虚劳""虚损"范畴。

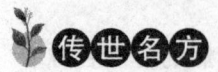
传世名方

### 酢浆草全株

【来源】《本草纲目》

【配方】酢浆草全株，白酒适量。

【用法】将酢浆草洗净切碎，加白酒1杯煎服。轻症1~2剂，重症8小时服1剂。

【功效】清热利湿，凉血散瘀，消肿解毒。

【主治】慢性肾盂肾炎属膀胱湿热者。

## ◎ 急性肾小球肾炎

急性肾小球肾炎简称急性肾炎，是由感染后免疫反应引起的急性病变，以两侧肾脏弥漫性非化脓性肾小球炎症为主要病理特征的疾病。临床以水肿、少尿、血尿、高血压为主要表现。本病预后良好，仅极少数发展成慢性肾炎。

中医称本病为"水肿""尿血"，临床可分为风水相搏型、湿热内侵型、肺脾气虚型3个证型。①风水相搏型：症见起病迅速，初起眼睑浮肿，继则四肢及全身皆肿，尤以颜面部肿势为著，皮色光亮，按之不凹陷，多有恶风、发热、肢节酸楚、小便不利及尿量减少等，苔薄白，脉浮。治宜疏风宣肺，利水渗湿。②湿热内侵型：症见面目浮肿，小便不利，尿少色赤，身发疮疖，甚则脓疮溃烂，或可见有疮痕，口渴口苦，心烦，便秘，舌红，苔薄黄或黄腻，脉滑数。治宜清热解毒，淡渗利湿。③肺脾气虚型：症见身倦乏力，纳少便溏，面色少华，自汗易感，舌淡、苔薄白，脉细弱。治宜健脾益气，利水渗湿。

### 麻黄连翘赤小豆汤

【来源】《金匮要略》

【配方】麻黄、杏仁、桑白皮各10克,连翘、赤小豆各30克,甘草3克,姜皮少许,大枣5枚。
【用法】水煎服,每剂煎服2次,每日1剂,7日为1个疗程。
【功效】疏风清热,发汗利水。
【主治】急性肾炎属风水相搏型。症见水肿从眼睑开始,继而四肢全身,来势迅速,颜面为甚,汗出恶风。

## 防己黄芪汤

【来源】《金匮要略》
【配方】防己、黄芪、白术各10克,生甘草3克。
【用法】取上药加水500毫升同煎,先用武火煮沸后,改用文火续煎20分钟,药汁3~4次服完。每日1剂。
【功效】益气祛风,健脾利水。
【主治】急性肾炎属风水相搏型。症见水肿从眼睑开始,继而延及四肢全身,来势迅速,颜面为甚,汗出恶风。

## 五味消毒饮

【来源】《医宗金鉴》
【配方】银花20克,菊花、蒲公英、紫花地丁、青天葵各12克。
【用法】取上药加水650毫升同煎,先用武火煮沸后,改用文火续煎20分钟,药汁1次服完。每日1剂。
【功效】清热解毒,利湿消肿。
【主治】急性肾炎属湿热内侵型。症见全身浮肿,尿黄赤,皮肤疮毒或咽喉肿烂,口渴心烦。

## 芳化清利汤

【来源】《河北中医》

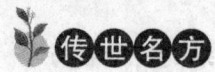

【配方】白花蛇舌草、薏苡仁、白茅根、各益母草各30克，连翘、牛膝各15克，黄芩、蝉蜕、佩兰各10克，牛蒡子、苍术、萆薢各20克，陈皮6克。

【用法】水煎服，每日1剂。

【功效】清热利湿，祛风解毒。

【主治】急性肾炎属湿热者。

### 麻黄连翘赤小豆加丹参汤

【来源】《湖北中医杂志》

【配方】麻黄4～9克，连翘8～15克，赤小豆15～25克，桑白皮9～12克，苦杏仁6～9克，生姜3～6克，益母草、丹参各9～15克，大枣4～6枚。

【用法】每日1剂，水煎服，分早、晚2次口服。

【功效】清热解表，活血利水。

【主治】急性肾炎属湿热兼表证者。

## ◎ 慢性肾小球肾炎

慢性肾小球肾炎简称慢性肾炎，本病为多因素导致的慢性、进行性肾损害。临床表现有水肿、高血压、贫血、蛋白尿、血尿及肾功能下降，至晚期，由于肾小球大部分被破坏导致肾功能衰竭。仅有少数慢性肾炎是由急性肾炎发展所致，绝大多数慢性肾炎的确切病因尚不清楚，起病即属慢性。起始因素多为免疫介导炎症。本病可发生于任何年龄，但以青中年为主，男性多见。

本病属中医学"水肿"（阴水）、"虚劳"、"腰痛"等范畴。病机主要是肺、脾、肾的虚损，气血、阴阳的失调。肺脾肾亏虚，气化不利，水湿内泛；久病入络，气滞血瘀；瘀血、水湿相互转化，互为因果，致病势缠绵，经久不愈。病变由虚致实，因实更虚，虚实夹杂。治疗上常应用益气、温阳、育阴、活血、健脾、益肾、固涩诸法，以利水消肿，固摄精微，扶正祛邪。

### 益气化瘀补肾汤

【来源】《中华当代名医妙方精华》（朱良春方）
【配方】生黄芪、淫羊藿各20克，石苇15克，熟附子、川芎、红花、全当归、川续断、怀牛膝各10克。
【用法】须用益母草90～120克，煎汤代水煎药。
【功效】益气化瘀，温阳利水，补肾培本。
【主治】慢性肾炎日久，肾气亏虚，络脉瘀滞，气化不行，水湿潴留，肾功损害，缠绵不愈者。

### 蛋白宁汤

【来源】《实用中医内科杂志》
【配方】生黄芪、芡实各30克，茯苓、金樱子、黄精、百合各15克。
【用法】每日1剂，水煎2次混合后分3次服。
【功效】健脾补肾，固摄精微。
【主治】慢性肾炎蛋白尿长期不退者。

## ◎ 尿路感染（下尿路感染）

尿路感染是指由细菌直接侵袭尿路引起的非特异性感染，包括肾盂肾炎、膀胱炎和尿道炎，而膀胱炎和尿道炎称为下尿路感染。下尿路感染

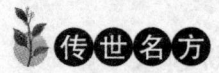

是泌尿系统最常见的疾病，多数病例并不单独发病，常是尿路感染的一部分，或者说是肾盂肾炎等其他疾病的继发感染。

本病属中医学"淋证"范畴。

### 丝瓜络

【来源】《陆川本草》

【配方】丝瓜络100克。

【用法】水煎加蜜糖冲服。

【功效】凉血解毒，利水祛湿。

【主治】下尿路感染属热证者。症见小便灼热刺痛。

## ◎ 泌尿系统结石

泌尿系统结石又称尿石症，是指一些结晶物体和有机基质在泌尿道异常积聚，包括肾结石、输尿管结石、膀胱结石及尿道结石等。主要症状特点有腰部或少腹部绞痛阵作、血尿、排出大小不等的结石、尿频、尿急、尿流中断、排尿困难等。

中医称本病为"石淋""腰痛"。临床可分为下焦湿热型、肝经气郁化火型、脾肾两虚型、阴虚火旺型4个证型。①下焦湿热型：症见腰酸时痛，或腰腹绞痛难忍，小便窘迫难忍，或排尿时突然中断，尿短数，灼热刺痛，尿色黄赤或夹有大量血尿，尿中夹有细碎砂石，口臭口苦，便秘，舌红、苔黄腻，脉滑数。治宜清热利湿，通淋排石。②肝经气郁化火型：症见胁胀腰痛，若腰痛加剧，则痛引少腹，累及阴股，小便难涩，点滴而下，或欲出不能，尿流中断，小腹膨隆，窘迫难忍。苔薄黄，脉弦数。治宜清肝利气，通淋排石。③脾肾两虚型：症见久病之后，神疲乏力，腰背疼痛，喜揉喜按，遇劳则甚，足膝软弱无力，尿涩不显，尿出无力，少

## 第2章 内科疾病的传世名方

腹坠胀,尿中时夹砂石,纳差,便溏,面色少华,纳食欠佳,脘腹胀闷,舌淡、边有齿印,苔白,脉细无力。治宜补肾健脾,温阳化浊。④阴虚火旺型:症见结石日久,腰痛绵绵,小溲微涩,滴沥不尽,尿血鲜红,潮热盗汗,五心烦热,口干咽燥,头晕耳鸣。舌红少苔,脉细数。治宜滋阴降火,清热消石。

### 鸡内金

【来源】《圣惠方》
【配方】鸡内金1个。
【用法】研末吞服,每次1个,每日2次。
【功效】消积排石。
【主治】各型泌尿系结石。

### 二金汤

【来源】验方
【配方】海金沙(研末)18克,金钱草40克,甘草6克。
【用法】每日1剂,水煎分3次服。
【功效】清热利湿,通淋排石。
【主治】泌尿系结石属下焦湿热型。症见小便窘迫难忍,尿短数,灼热刺痛,尿色黄赤或夹有大量血尿,尿中夹有细碎砂石,舌红、苔黄腻,脉滑数。

## ◎ 乳糜尿

经肠道吸收的脂肪皂化后形成乳糜液,由于种种原因致淋巴引流不畅而未能进入血循环,以致逆流至泌尿系淋巴管中时,可致淋巴管内压升

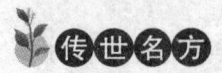

高、曲张破裂、乳糜液流入尿中，使尿流呈不同程度的乳白色，严重者似乳汁称乳糜尿。如在乳糜尿中混有血液时称为血性乳糜尿。尿中乳糜的程度与患者摄入脂肪量、淋巴管破裂程度及运动强度等因素有关。乳糜液中主要含卵磷脂、胆固醇、脂酸盐及少量纤维蛋白原、白蛋白等。如合并泌尿道感染，则可出现乳糜脓尿。乳糜尿发病年龄以30～60岁为最高。乳糜尿的发病原因，目前认为是胸导管阻塞，局部淋巴管炎症损害，致淋巴动力学的改变，淋巴液进入尿路，发生乳糜尿。另外有一部分患者与班氏血丝虫病流行有关，由于丝虫进入淋巴管，造成淋巴管损害而成。

乳糜尿属中医学"尿浊""膏淋"范畴。临床可分为湿热下渗型、脾虚气陷型、肾虚不固型3个证型。①湿热下渗型：症见突发小便混浊如米泔水，或夹白色凝块，或夹血块，排尿时涩痛不适，烦渴脘闷，口苦口腻，纳食无味，苔黄腻，脉滑数。治宜清泄湿热，分清利浊。②脾虚气陷型：症见反复发作尿白而混浊，易因劳累或思虑太过而诱发或加重。有乳糜凝块则尿解不畅，但无疼痛。神倦乏力，面色少华，纳呆少食，小腹坠胀，舌淡、苔白，脉虚弱。治宜益气健脾，升清固涩。③肾虚不固型：症见尿混浊，色白，反复发作，伴形寒肢冷，腰背酸软，舌淡、苔白，脉细弱。或尿混浊色赤，反复发作，日久不愈，心烦口渴，夜寐不安，五心烦热，舌红、苔少，脉细数。治宜益肾固涩，调补阴阳。

## 萆薢分清饮

【来源】《丹溪心法》

【配方】萆薢、石菖蒲、益智仁、乌药各10克。

【用法】研末，每服4钱，加水1碗、盐1小撮，煎至七成，饭前温服。1天1次，盐汤送下。

【功效】温暖下元，利湿化浊。

【主治】乳糜尿属下焦虚寒者。症见小便白浊，频数无度，白如米泔，凝如膏糊。

## 朝天罐

【来源】《贵阳民间药草》

【配方】朝天罐9~15克。

【用法】水煎服。

【功效】补虚益肾,收敛止血。

【主治】乳糜尿属虚热者。

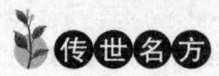

# 第3章 外科疾病的传世名方

## ◎ 痈疽疔疖

痈是多个相邻的毛囊和皮脂腺的急性化脓性感染,或由多个疖融合而成。致病菌为金黄色葡萄球菌。其特点为初起即有多个粟粒样脓头,溃后状如蜂窝,易向深部及周围扩散,范围较大,甚者大于30厘米。属中医"有头疽"范围,多因外受风温热毒、内有脏腑蓄毒所致。

疔是发病迅速而且危险性较大的急性感染性疾病,多发生在颜面和手足等处。若处理不当,发于颜面者很容易走黄而危及生命,发于手足者则可以损筋伤骨而影响功能。包括西医的疖、痈、坏疽的一部分。蛇头疔,指疔毒发于手指末端,肿胀形如蛇头者。

疖是单个毛囊及其所属皮脂腺的急性化脓性感染。致病菌大多数为金黄色葡萄球菌或白色葡萄球菌。中医亦称疖,多由暑、湿、热毒蕴于肌肤所致。

### 五味消毒饮

【来源】《医宗金鉴》
【配方】银花、地丁、紫背天葵、公英、野菊花,酒少量。
【用法】水煎服,每日1剂。
【功效】清热解毒。
【主治】疖轻者,疖肿只有1~2个,多则可散发全身,或簇集1处,或此

## 防风通圣散

【来源】《宣明论方》

【配方】防风、川芎、当归、白芍、大黄、薄荷、麻黄、连翘各6克，石膏、黄芩、桔梗各12克，滑石20克，甘草10克，荆芥、白术、栀子各3克。

【用法】水煎服，每日1剂。

【功效】养阴，清热解毒。

【主治】疖肿此愈彼起，不断发生。症见散发全身各处，疖肿较大，易转变为有头疽。

## 紫金锭

【来源】《外科正宗》

【配方】山慈姑、川文蛤（五倍子）各60克，千金子（续随子）30克，红芽大戟45克，麝香、朱砂、雄黄各9克。

【用法】研末和匀，另用糯米粉90克，加水和团，蒸熟待温，与上药粉搅匀，压制成片。每服3克，病势重者服6克，以取通利；后用温粥补之。外用时用好醋拌涂敷患处，一日数次。

【功效】解毒疗疮，消肿定痛。

【主治】无名肿毒，疔疮、痈疽初期未溃及毒虫咬伤等。

## 托里透脓汤

【来源】《医宗金鉴》

【配方】党参、当归各6克，生黄芪10克，白术、穿山甲、白芷各3克，皂角刺5克，升麻、青皮、甘草节各2克。

【用法】水煎，每日1剂，半饿时分3次服下，每次冲酒少许服用。疮疡已

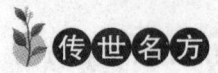 传世名方

溃者忌用。
【功效】益气活血,托里透脓。
【主治】症见气血亏损,痈疮将溃,体虚邪盛,脓成未溃,紫陷无脓,根脚散大,舌淡苔白,脉虚缓。

## 托里定痛汤

【来源】《外科正宗》
【配方】熟地黄15克,当归、白芍、川芎各9克,乳香、没药各7克,罂粟壳6克,肉桂2克。
【用法】水煎,每日1剂,半饿时分3次温服。实热者忌用。
【功效】补血行瘀,内托止痛。
【主治】痈疽溃后,因体弱血虚疼痛者。

## 阳和汤

【来源】《外科证治全生集》
【配方】熟地黄30克,鹿角胶9克,白芥子6克,肉桂、麻黄、生甘草各3克,炮姜炭2克。
【用法】水煎,每日1剂。
【功效】温阳补血,散寒通滞。
【主治】阳虚寒凝所致阴疽、贴骨疽、脱疽、流注、痰核、鹤膝风,局部漫肿无头,皮色不变,酸痛不热,舌淡苔白,脉沉细。外科常治一切阴证疮疡。

## 回阳三建汤

【来源】《外科正宗》
【配方】附子、人参、黄芪、当归、川芎、茯苓、陈皮、枸杞子、山茱萸、皂角树根白皮各6克,木香、甘草、紫草、苍术、厚朴、红

花、独活各3克，煨姜5克，米酒30毫升。

【用法】水煎，每日1剂，分3次服。

【功效】补气助阳，托毒消痈。

【主治】阴疽发背，初起不肿不疼，不热不红，硬若牛皮，坚如顽石，后皮色紫暗，根脚平散，软陷无脓，皮不作腐，身冷，肢体倦怠，脉细。

## 神功内托散

【来源】《外科正宗》

【配方】当归、煨姜、大枣各6克，白芍、川芎、茯苓、陈皮、附子、穿山甲各3克，人参、黄芪、白术各5克，炙甘草、木香各2克。

【用法】水煎，每日1剂，半饿时分3次温服。内服药的同时，外敷温散箍毒药。

【功效】补气益血，温阳托毒。

【主治】疮疡日久，气血两虚、寒邪凝滞所致疮疡平塌，漫肿钝痛，不散不腐溃，身凉，舌淡，脉细弱。

## 金银花散

【来源】《卫生宝鉴》

【配方】金银花120克，甘草（炒）30克。

【用法】上药共为粗末。每服12克，水、酒各150毫升，煎至150毫升，去滓，稍热服之。

【功效】清热解毒。

【主治】痈属邪热壅阻者。症见患处红肿，上有粟粒样脓头，红肿范围扩大，脓头亦增多，疼痛难熬。

## 半枝莲饮

【来源】《百草镜》

### 传世名方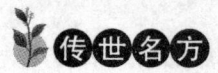

【配方】鼠牙半枝莲30克。
【用法】上药捣汁,陈酒和服。渣敷留头,取汗而愈。
【功效】清热解毒,散肿消痈。
【主治】痈属邪热壅阻者。症见患处红肿,上有粟粒样脓头,疼痛难熬,无体热便秘。

### 葱归溻肿汤

【来源】《医宗金鉴》
【配方】当归、甘草、独活、白芷各9克,葱头7个。
【用法】上药5味,以水600毫升,煎至汤醇,滤去滓,以绢帛蘸汤热洗,以疮内热痒为度。如温再易之。
【功效】清热解毒,散肿止痛。
【主治】痈初肿将溃者。

### 熏发背奇方

【来源】《外科正宗》
【配方】朱砂、雄黄、血竭、没药各6克,麝香1.2克。
【用法】共为细末,每用0.9克,红棉纸裹药搓捻,长7寸,麻油浸透。用时点燃,烟熏患处。
【功效】活血消肿,解毒止痛。
【主治】痈疽发背。

## ◎ 胆囊炎

胆囊炎可分为急性和慢性2种类型,常与胆石症合并存在,发病率较高。临床表现为右上腹剧痛或绞痛,多见于结石或寄生虫嵌顿梗阻胆囊颈部所致的急性胆囊炎,疼痛多突然剧烈发作。胆囊管非梗阻性急性胆囊炎时,右上腹疼痛一般不剧烈,多为持续性胀痛,随着炎症的进展,疼痛亦可加重,呈放射性,常见的放射部位是右肩部、右肩胛骨下角等处。

## 大柴胡汤加减

【来源】《金匮要略》
【配方】柴胡、生姜各12克,黄芩、白芍、半夏、枳实各9克,大黄6克,大枣10克。
【用法】水煎服,每日1剂。
【功效】疏肝利胆,清热利湿。
【主治】胆囊炎,症见右上腹持续性胀痛、胸腹痞满,黄疸,恶寒发热,恶心呕吐,小便黄,大便结。

## 龙胆泻肝汤加减

【来源】《医方集解》
【配方】龙胆草、黄芩、柴胡、黄连各10克,车前草15克,栀子、生地黄、大黄、木通、泽泻、当归各12克。
【用法】水煎服,每日1剂。
【功效】疏肝利胆,清热泻火。
【主治】胆囊炎,症见右上腹持续性胀痛,痛而拒按,或可触及肿大的胆囊,壮热不退,口苦心烦,小便短赤,大便燥结。

# ◎ 丹毒

丹毒是指皮肤及其网状淋巴管的急性感染性疾病。好发于下肢和面部,多见于足癣患者。临床以起病急,畏寒、发热,片状红斑,颜色鲜

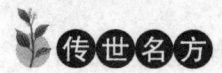

红，中间较淡，边缘清楚，并轻度隆起，伴烧灼样痛及附近淋巴结肿大、疼痛为特征。初起如治疗得当，一般炎症都能迅速消散，但易复发，如下肢丹毒反复发作，可导致淋巴水肿，甚至象皮腿。本病的预防是要及时治疗破损的皮肤黏膜，以免感染邪毒。有足癣者，必须彻底治疗，以免丹毒复发。

中医亦称本病为"丹毒"，发于头面部的又称"抱头火丹"，发于胸腹腰胯部的又称"内发丹毒"，发于下肢的又称"流火"，新生儿丹毒则称"赤游丹"。临床可分风火邪毒型、肝火郁结型、湿热下注型3个证型。①风火邪毒型：症见头面部出现小片红斑，迅速蔓延成片、肿胀疼痛、边界清楚，重者可见大小不等的水疱，同时伴高热，舌红、苔薄白或薄黄，脉洪数或滑数。治宜疏风清热，凉血解毒。②肝火郁结型：症见胸腹腰骶部皮肤潮红、灼热、肿胀疼痛，伴口苦咽干，胁痛，舌红、苔黄，脉弦数。治宜清肝泻火，凉血解毒。③湿热下注型：症见下肢皮肤肿胀、潮红、灼热、疼痛，伴发热，舌红、苔黄腻，脉濡数。治宜清热利湿，凉血解毒。

## 大黄液

【来源】《千金方》

【配方】大黄适量。

【用法】将大黄浸泡于30毫升水中1夜，取液。1岁左右患儿日服一半，余液涂于囟门及头项。

【功效】清热利湿。

【主治】小儿丹毒。

## 化丹汤

【来源】《活幼心书》

【配方】川独活、射干、麻黄（不去根、节）、青木香、甘草、黄芩、薄桂（去粗皮）、石膏末各15克。

【用法】上药咬咀。每服6克，水150毫升，煎100毫升，不拘时温服。
【功效】疏风解毒，佐以凉血通腑。
【主治】小儿丹毒。症见遍身燥痒，发热烦啼。

## ◎ 烧伤

烧伤是日常生活、生产劳动中常见的损伤，是由于火焰、蒸汤、热水、热油、电流、放射线、激光或强酸、强碱等化学物质作用于人体所引起的。烧伤不仅是皮肤损伤，还可深达肌肉、骨骼，严重者可引起一系列的全身变化，如休克、感染等。

依据外伤史及局部皮肤变化，临床上分为3度（临床常用三度四分法）。①Ⅰ度烧伤：皮肤轻度红、肿、热、疼痛，感觉过敏，表皮干燥，无水疱。②浅Ⅱ度烧伤：受伤皮肤剧痛，感觉过敏，有水疱。疱皮脱落后可见创面均匀发红、潮湿、水肿明显。③深Ⅱ度烧伤：痛觉迟钝，可有或无水疱，基底苍白，间有红色斑点，创面潮湿。拔毛时痛。数日后，若无感染发生，可出现网状栓塞血管。④Ⅲ度烧伤：皮肤痛觉消失，无弹性，干燥，无水疱，如皮革状，蜡白、焦黄或炭化。拔毛不痛。数日后，出现树枝状栓塞血管。

### 神效当归膏

【来源】《和剂局方》
【配方】当归、黄蜡各30克，麻油120克。
【用法】当归入油内煎，令黑去渣。次入黄蜡急搅。熔化后离火即成。用时以故帛子摊贴。
【功效】解毒止痛，敛口生肌。
【主治】烫火伤焮赤，腐化成脓。

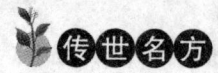

【按语】此膏治一般溃疡及Ⅱ、Ⅲ度烧伤,能促进创面愈合,确有生肌敛疮之良效。现黄蜡用量主张不宜过大。过大则药膏较硬,不易摊涂,也不易直接涂敷于创面,认为黄蜡与香油之比,按1∶8即可,最多不超过1∶4。该膏的当归、黄蜡、香油分量多按1∶1∶4的比例配制。

## 银花甘草汤

【来源】《外科十法》
【配方】金银花60克,甘草6克。
【用法】煎汤,外用洗涤创面。
【功效】清火解毒。
【主治】疮疡热毒,烧伤等。

## 柏虎白及散

【来源】《中医药研究》(2002年第2期)
【配方】黄柏、虎杖、白及各150克,三七参、冰片各30克。
【用法】将上述药物研末过筛,然后装入消毒瓶内备用。用生理盐水清洗创面后,再用1%的新洁尔液清洗消毒。起疱者可用无菌针头穿破抽液,但要尽量保护皮肤完整,不要撕脱。其后,对于渗出液多的创面,用消毒软毛笔蘸取散剂直接扑撒于创面,使其均匀分布,每日2~3次,以形成药痂为度,如还有渗液,再行扑撒。对于渗出不多的或只有红肿热痛的创面,以及进行扑撒后再无渗出的创面,均可将药物用麻油调成均匀的糊状,用消毒的软毛笔蘸取药糊,均匀涂抹创面,每日1~4次,但不能过厚,2~3毫米即可。如药痂崩溃或有感染时应重新施治,全程采取暴露疗法。
【功效】清热解毒,消肿止痛,收敛生肌。
【主治】烧烫伤。

## 白虎草油

【来源】《中国中医急症》(2000年第1期)

【配方】白及、虎杖、紫草各100克,小磨麻油500克。

【用法】将白及、虎杖、紫草除去杂质烘焙研碎,过120目筛,各取足量加入盛小磨麻油的瓶内,摇匀后放置30日后备用。先用生理盐水净洗创面,用止血钳夹1块浸有白虎草油的敷料,轻轻地来回涂抹在创面处。为了减少局部疼痛,起初,每隔1~2小时涂抹1次。日后可根据创面的情况,适当延长间隔涂抹白虎草油的时间,以保持创面湿润为原则。对局部产生水疱的部位,可用消毒注射器抽净水疱内的渗出液,然后再在创面上涂抹白虎草油,一般5~12日治愈。

【功效】清热解毒,收敛止痛。

【主治】水火烫伤(Ⅰ~Ⅱ度)。

# ◎ 急性阑尾炎

急性阑尾炎是临床上最常见的外科急腹症。多见于青壮年,临床以转移性右下腹痛,伴恶心呕吐、发热,右下腹局限性压痛,反跳痛或肌紧张为特征。预防本病要经常参加体育锻炼,增强体质;应避免食后剧烈运动;避免饮食不节及防止便秘;清除机体的感染灶,预防肠道感染性疾病等。

中医称本病为"肠痈"。临床可分为气血瘀滞型、湿热蕴结型、热毒型、正虚邪恋型4个证型。①气血瘀滞型(相当于急性单纯性阑尾炎或阑尾脓肿炎症消散的后期):症见转移性右下腹痛,腹痛呈持续性或阵发性加剧,右下腹有压痛或反跳痛,腹肌紧张不明显,有时可扪及局限性的肿块,伴恶心欲吐、纳谷不香等,体温多在38℃以下,血白细胞数及中性

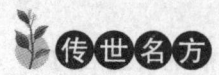

粒细胞计数正常或稍增高，舌质淡红、苔薄白，脉弦紧或细涩。治宜行气祛瘀，通腑泻热。②湿热蕴结型（相当于急性化脓性阑尾炎或阑尾脓肿早期）：症见腹痛较甚、拒按，发热，口干欲饮，大便秘结，小便短赤，右下腹有明显压痛、反跳痛或局限性肿块。体温在38℃以上，血白细胞数及中性粒细胞计数明显升高，舌质红、苔薄黄或黄腻，脉弦数或滑数。治宜通腑泻热，解毒透脓。③热毒型（相当于坏疽性阑尾炎或合并腹膜炎等）：症见腹痛剧烈，有弥漫性压痛、反跳痛和腹肌紧张，并呈板状腹，热毒伤阴可见高热或恶寒发热，持续不退，时时汗出，烦渴欲饮，面红目赤，唇干口臭，大便多秘结或似痢不爽，小便短赤或频数似淋，脉弦滑或洪大而数，舌质红绛而干、苔黄厚干燥或黄厚腻，体温多在39℃左右。治宜通里攻下，清热解毒。④正虚邪恋型（相当于慢性阑尾炎或阑尾脓肿等）：症见右下腹疼痛间作，疲劳及饮食不慎时加重，伴精神不振、纳谷不香、时或便溏、小便清长等，舌淡红、苔薄白，脉濡或细。治宜扶正托毒，消肿散结。

## 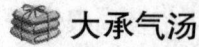 大黄牡丹汤

【来源】《金匮要略》

【配方】大黄、桃仁、芒硝（冲服）各15克，丹皮20克，冬瓜仁10克。

【用法】取上药加水600毫升同煎，先用武火煎沸后，改用文火续煎30分钟，每剂煎服2次。每日1剂。

【功效】行气祛瘀，通腑泻热。

【主治】急性单纯性阑尾炎、阑尾脓肿（炎症消散的后期）属气血瘀滞型。症见转移性右下腹痛，腹痛呈持续性或阵发性加剧，右下腹有压痛或反跳痛，腹肌紧张不明显，有时可扪及局限性的肿块。体温多在38℃以下，且白细胞数及中性粒细胞计数正常或稍增高。

## 大承气汤

【来源】《伤寒论》

【配方】制大黄、枳实各10克，厚朴20克，芒硝（冲服）9克。
【用法】取上药加水600毫升同煎，先用武火煎沸后，改用文火续煎30分钟，药汁1次服完。每日1剂。
【功效】通腑泻热，解毒透脓。
【主治】急性化脓性阑尾炎、阑尾脓肿（早期）属湿热蕴结型。症见腹痛较甚、拒按、发热、大便秘结、小便短赤，右下腹有明显压痛、反跳痛或局限性肿块。体温在38℃以上，血白细胞数及中性粒细胞计数明显升高。

## 薏苡附子败酱散

【来源】《金匮要略》
【配方】生薏仁100克，炮附子20克，败酱草30克。
【用法】取上药加水500毫升同煎，先用武火煎沸后，改用文火续煎30分钟，每日1～2剂。
【功效】扶正托毒，消肿散结。
【主治】慢性阑尾炎、阑尾脓肿等属正虚邪恋型。症见右下腹疼痛间作，疲劳及饮食不慎时加重，伴精神不振、纳谷不香、时或便溏、小便清长等。

## 加味清热化瘀汤

【来源】验方
【配方】大黄、枳实、厚朴、赤芍、桃仁、丹皮各10克，白花舌蛇草15克，银花、冬瓜仁各20克。
【用法】水煎服，每日1剂，每日2～3次。
【功效】清热解毒，泄下消肿，活血散结。
【主治】急性化脓性阑尾炎、阑尾脓肿（早期）属湿热蕴结型。症见腹痛较甚、拒按、发热、大便秘结、小便短赤，右下腹有明显压痛、反跳痛或局限性肿块。

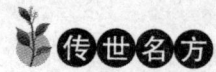

## ◎ 急性乳腺炎

急性乳腺炎是由细菌感染引起的乳腺组织的急性化脓性感染。绝大部分患者是产后哺乳妇女，尤以初产妇多见，发病多在产后第3~4周。临床上以乳房结块，局部红、肿、热、痛，并有发热为特征。初期如治疗得当，一般炎症多能迅速消散，若处理不当，则进一步形成脓肿、破溃，使病程延长，并有可能形成瘘管。本病的形成与产后全身抗病能力下降、乳汁淤积、细菌入侵等有关，因而预防本病要求孕妇在妊娠后期经常擦洗乳头；养成定时哺乳习惯，防止乳汁淤积；提高抗病能力，及时治疗感染病灶等。

中医称本病为"乳痈"，又名"吹乳"，哺乳期发生者称为"内吹乳痈"。临床可分为乳汁淤积型、热毒酿脓型、溃后正虚型3个证型。①乳汁淤积型：症见乳房胀痛，皮肤不红或微红，排乳不畅，可扪及大小不等的结块，压痛，伴恶寒发热，头身疼痛，大便干结，舌淡红、苔薄白，脉浮数。治宜疏风清热，通乳散结。②热毒酿脓型：症见乳房红肿灼热，疼痛较甚，或有跳痛，全身高热，烦躁，口渴引饮，纳谷不香，大便秘结，小便黄赤，舌红、苔黄，脉滑数或弦数。治宜清热解毒，托里透脓。③溃后正虚型：症见乳痈溃后，脓泄热退，局部疮口脓液稀薄，肉芽不鲜，生长缓慢，面色少华，乏力，舌淡、苔薄，脉细数。治宜扶正补托，活血生肌。

### 栝楼散

【来源】《圣济总录》

【配方】栝楼实60克，败酱草、细辛、炮干姜、姜炙厚朴、炒桔梗、人参、防风各15克。

【用法】上药共为散，水煎服，不拘时候。

【功效】化痰开郁，散瘀解毒。

【主治】急性乳腺炎属乳汁淤积型。症见乳房胀痛，皮肤焮红，可扪及大小不等的结块,压痛。

### 疏肝通络汤

【来源】验方

【配方】青皮、陈皮、麦芽各12克,蒲公英60克,乳香、没药各9克。

【用法】水煎服,每日1剂,每剂分3次服。

【功效】疏肝解郁,通络止痛。

【主治】急性乳腺炎属乳汁淤积型。症见乳房胀痛,皮肤焮红,可扪及大小不等的结块,压痛。

### 透脓散

【来源】《外科正宗》

【配方】黄芪、当归、川芎、穿山甲、皂角刺、酒少许。

【用法】水煎服,每日1剂。

【功效】清热解毒,托里透脓。

【主治】乳房红肿热痛,肿块变软应指。

### 托里消毒散

【来源】《外科正宗》

【配方】党参、黄芪、白术、茯苓、当归、白芍、川芎、金银花各5克,甘草、白芷、皂角刺、桔梗各3克。

【用法】水煎服,每日1剂。

【功效】益气和营脱毒。

【主治】溃脓后,乳房肿痛变轻,疮口脓水不断,脓汁清稀。

### 金黄散

【来源】《医宗金鉴》

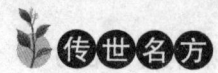 传世名方

【配方】大黄、黄柏、姜黄、白芷各2.5千克,南星、陈皮、苍术、厚朴、甘草各1千克,天花粉5千克。
【用法】上10味共研细末,可用葱汁、酒、醋、麻油、蜜、菊花露、银花露、丝瓜叶捣汁等调敷。
【功效】清热除湿,散瘀化痰,止痛消肿。
【主治】一切痈、疽、疔、疖有阳证表现者。
【按语】本药有小毒,不宜长期使用。有皮肤破损者禁用(或慎用)。红赤肿痛、夏月季节用茶汤同蜜调;微热微肿及大疮已成,欲作脓者,用葱汤同蜜调;湿痰流注等漫肿无头、皮色不变者,用葱酒煎调;风热恶毒、皮色红赤、游走不定,用蜜水调;汤泼火烧,皮肤破烂者,用麻油调。

## 青桑膏

【来源】《三因极一病证方论》
【配方】嫩桑叶若干。
【用法】上药研细。米饮调,摊纸上,贴于患处。
【功效】清热,凉血,散肿。
【主治】乳硬作痛。

## 二味拔毒散

【来源】《医宗金鉴》
【配方】明雄黄、白矾等份。
【用法】上药共为末,用青茶调化,鹅翎蘸扫患处。
【功效】祛湿止痒,消肿止痛。
【主治】由湿毒引起的疮疡,如暑疖、带状疱疹、乳痈等。
【按语】本方适用于实证,虚证者忌用。皮肤过敏者禁用。本药有小毒,不宜长期使用。

## 阴铁箍散

【来源】《疡科心得集》
【配方】降香末250克,大黄、赤小豆各1.5千克,乳香、没药、生南星、山慈姑各120克,黄芩240克,土木鳖500克,陈小粉(炒黑研)7.5千克。
【用法】上药研细末,混合均匀后,用陈醋调敷疮疡四周。
【功效】清热解毒,消肿止痛。
【主治】阳证疮疡。

## 九一丹

【来源】《医宗金鉴》
【配方】黄升75克,煅石膏180克,冰片15克,轻粉、川黄连各30克。
【用法】先将川黄连研极细末,再将诸药研细末,调匀。用纸捻插入脓腔,脓水减少后改用九一丹(即是上药组成)提毒生肌。1日1次,10次为1个疗程。
【功效】提脓去腐。
【主治】急性乳腺炎溃脓期。

## 银蒲玄陈汤

【来源】验方
【配方】金银花、陈皮各50克,蒲公英30克,玄参20克,甘草10克。
【用法】取上药加水800毫升同煎,先用武火煎沸后,改用文火续煎30分钟,每剂煎服2次,每日1~2剂。
【功效】清热解毒,消肿散结。
【主治】急性乳腺炎属热毒酿脓型。症见乳房红肿灼热,疼痛或跳痛,发热烦躁,口干欲饮,小便黄,大便干。

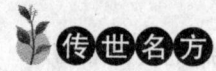

### 解毒散瘀汤

【来源】验方

【配方】鹿角霜、路路通、牛蒡子、乳香各20克，赤芍、王不留行各15克，地丁、蒲公英各30克。

【用法】水煎服，每日1剂，每剂分3次服。

【功效】清热解毒，祛瘀散结。

【主治】急性乳腺炎属热毒酿脓型。症见乳房红肿灼热，刺痛或跳痛，发热烦躁，口干欲饮，小便黄，大便干。

## ◎ 血栓闭塞性脉管炎

血栓闭塞性脉管炎是一种累及中小动脉的慢性非化脓性炎症，主要累及四肢血管，尤以下肢动脉更为常见，且多发于男性青壮年。临床上在发病早期患者常有肢体发凉、怕冷、麻木、酸胀及疼痛感，并可伴有间歇性跛行，患肢足背动脉搏动减弱或消失，进一步发展可出现肢端皮肤呈暗红色或青紫色，夜间静息痛，后期可发生肢端溃烂或坏疽。

中医称本病为"脱疽"，又名"脱骨疽"。临床可分为寒湿型、血瘀型、热毒型、气血两虚型4个证型。①寒湿型：症见患肢沉重，酸痛，麻木感，小腿时有抽痛，伴有间歇性跛行，趺阳脉搏动减弱或消失，舌淡、苔白腻，脉沉细。治宜温阳通脉，祛寒化湿。②血瘀型：症见患肢暗红，足背毳毛脱落，趾甲变厚，夜间持久性静息痛，趺阳脉搏动消失，舌质紫暗、苔薄白，脉沉细而涩。治宜活血化瘀，通络止痛。③热毒型：症见患肢皮肤暗红而肿胀，甚则破溃腐烂，疼痛异常，可伴发热、便秘、尿黄赤等，舌质红、苔黄腻，脉数。治宜清热解毒，活血止痛。④气血两虚型：症见面色萎黄，患肢肌肉萎缩，疮面生长缓慢，肉芽淡红，舌淡、苔薄白，脉沉细。治宜补气益血，生肌敛疮。

## 血府逐瘀汤

【来源】《医林改错》
【配方】桃仁、当归、川芎、赤芍、桔梗、柴胡、枳壳、延胡索、五灵脂、地龙各10克,生地黄15克,牛膝30克,甘草、红花、土鳖虫各6克。
【用法】水煎服,每日1剂。
【功效】活血化瘀,扶正解毒。
【主治】血栓闭塞性脉管炎属血瘀阻络型。

## 八珍汤

【来源】《正体类要》
【配方】党参、银花各12克,白术、当归、川芎、赤芍、生地黄、玄参各10克,黄芪、茯苓各15克。
【用法】水煎服,每日1剂。
【功效】补益气血,调和营卫。
【主治】血栓闭塞性脉管炎属气血两虚型。

## 丹参通脉汤

【来源】验方
【配方】丹参、赤芍、黄芪、桑寄生、当归、鸡血藤各30克,郁金、川芎、川牛膝各15克。
【用法】水煎服,每日1剂,分2~3次服。
【功效】活血化瘀,行气止痛。
【主治】血栓闭塞性脉管炎属血瘀型。症见患肢皮肤暗红或紫红,夜间持久性静息痛,跌阳脉搏动消失。

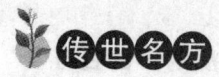

### 四妙解毒汤

【来源】验方

【配方】金银花、元参各90克,当归60克,板蓝根、生甘草各30克。

【用法】水煎服,每日1剂,分2~3次服。

【功效】清热解毒,滋阴活血。

【主治】血栓闭塞性脉管炎属热毒型。症见患肢夜间持久性静息痛,间歇性跛行,趺阳脉搏动减弱或消失。

## ◎ 血栓性浅静脉炎

血栓性浅静脉炎即指发生于浅静脉内腔的炎症。本病多发于下肢,其次为胸腹壁、上肢,一般发生部位不同,临床表现也不尽相同。发于下肢者多表现为浅静脉及其周围组织红肿热痛,有时可伴有恶寒发热等全身症状,红肿热痛渐消时,局部皮肤可呈褐色,其下方可触及条索状浅静脉,且可反复发作。发于胸腹壁者,浅静脉走行区有一硬条索状物,有触痛或牵拉痛,一般无明显全身症状。

中医称本病为"恶脉",又称"脉痹"。临床可分为脉络湿热型、脉络瘀阻型2个证型。①脉络湿热型:症见浅静脉走行区或曲张静脉团突然出现色红,肿胀,灼热疼痛,可摸到硬结节或条索状物,以下肢多见,可伴有发热,大便干结,小便黄等,舌红、苔黄腻,脉滑数。治宜清热利湿,化瘀通络。②脉络瘀阻型:症见浅静脉走行区呈硬条索状,长短不一、粗细不等,可有不同程度的触痛及牵拉痛,以胸腹壁及上肢多见,往往无明显全身症状,舌淡紫、苔薄白,脉涩。治宜活血化瘀,通络止痛。

## 三妙丸

【来源】《和剂局方》

【配方】苍术180克,黄柏120克,牛膝60克。

【用法】将黄柏用酒炒后,和诸药共研细末,水泛为丸。每次6克,每日3次。

【功效】清热利湿,消肿散结。

【主治】血栓性浅静脉炎属脉络湿热型。症见下肢浅静脉走行区红肿,疼痛,周围皮肤灼热。

## 五神汤

【来源】《外科真诠》

【配方】茯苓、牛膝各10克,金银花、车前子各15克,紫花地丁20克。

【用法】取上药加水700毫升同煎,先用武火煎沸后,改用文火续煎10分钟,取药汁1次服完。每剂煎服2次,每日1剂。

【功效】清热解毒,利湿消肿。

【主治】血栓性浅静脉炎属脉络湿热型。症见下肢浅静脉走行区条索状肿块,压痛,局部皮肤红肿,灼痛。

## 活血通脉汤

【来源】验方

【配方】当归、赤芍各15克,丹参、莪术各10克。

【用法】取上药加水700毫升同煎,先用武火煎沸后,改用文火续煎30分钟,取药汁1次服完。每剂煎服2次,每日1剂。

【功效】活血化瘀,通络散结。

【主治】血栓性浅静脉炎属脉络瘀阻型。症见浅静脉走行区条索状硬结,牵拉皮肤两端可出现凹陷性浅沟,周围皮肤紫暗,久治不愈。

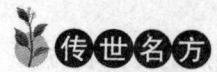

## ◎ 急性蜂窝织炎

急性蜂窝织炎是皮下、筋膜下、肌间隙或深部蜂窝组织的一种急性弥漫性化脓性感染。好发于口底、颌下、颈部、会阴部、腹壁以及四肢等处。临床以局部红肿，剧痛，并向四周迅速扩大，病变组织与正常组织无明显分界为特征。病变部位较深者，局部红肿不太明显，常常只有局部水肿和压痛，可伴有高热等全身症状。本病主要是溶血性链球菌、金黄色葡萄球菌或厌氧性细菌由皮肤损伤处侵入，直接蔓延感染所引起，或经淋巴、血循直接扩散而发生。因而预防本病要积极治疗原发病灶，忌食辛辣、刺激性食物。

中医称本病为"发"。临床可分为风热挟痰型、湿热下注型、热盛肉腐型、余毒伤阴型4个证型。①风热挟痰型（初期，发于上部者，如锁喉发）：症见结喉处红肿绕喉，根脚散漫，坚硬灼热疼痛，来势猛烈，重者肿势甚至上延腮颊，下至胸前，可因肿连咽喉、舌下，并发喉风、重舌，以致汤水难下、呼吸困难。伴发热、口渴，舌尖红、苔薄白，脉浮数。治宜疏风清热，化痰消肿。②湿热下注型（初期，发于下部者，如脐发、臀发、足背发等）：症见局部红肿，灼热疼痛，红肿以中间为明显，四周较淡，伴有发热、恶寒、头痛，舌边尖红、苔黄腻，脉濡数。治宜清热解毒，和营化湿。③热盛肉腐型：症见局部漫肿、灼热跳痛，范围较大，红肿中心可发生坏死、溃脓，伴壮热口渴，舌质红绛、苔黄腻，脉象弦滑或洪数。治宜清热解毒，托疮排脓。④余毒伤阴型：症见溃破出脓，局部肿痛渐减、腐肉渐脱、疮面渐收，但低热不退，纳谷不振，舌红、苔少，脉细数。治宜清解余毒，益胃养阴。

### 🎁 五味消毒饮

【来源】《医宗金鉴》

【配方】金银花、紫花地丁各15克，野菊花、蒲公英各12克，紫花天葵6克。

# 第3章 外科疾病的传世名方

【用法】水煎,加烧酒一两匙和服。药渣可捣烂敷患部。
【功效】清热解毒,消散疔疮。
【主治】蜂窝织炎属风热挟痰型。症见局部红肿或发热、舌红、脉数。

### 五神汤

【来源】《外科真诠》
【配方】金银花、紫花地丁各20克,川牛膝、茯苓、车前子各10克。
【用法】取上药加水600毫升同煎,先用武火煎沸后,改用文火续煎30分钟,每剂煎服2次,每日1剂。
【功效】清热解毒,和营化湿。
【主治】急性蜂窝织炎属湿热下注型。症见局部红肿、灼热疼痛,红肿以中间为明显,四周较淡。

## ◎ 脂肪瘤

脂肪瘤是一种起源于脂肪组织的良性肿瘤,凡体内有脂肪存在的部位均可发生,多发生于皮下。最常见于颈、肩、背、臀和乳房及肢体的皮下组织,面部、头皮、阴囊和阴唇,其次为腹膜后及胃肠壁等处,极少数可出现于原来无脂肪组织的部位。此外另有一类多发性圆形或卵圆形结节状脂肪瘤,常见于四肢、腰、腹部皮下,肿瘤大小及数目不定,较一般脂肪瘤略硬,压迫时疼痛,因而称为痛性脂肪瘤或多发性脂肪瘤。脂肪瘤发展甚缓慢,大多对机体无严重不良影响,恶性变者甚少。中医称皮下脂肪瘤为"痰核""肉瘤"。

脂肪瘤边界清晰,质地韧,有时呈分叶状。与周围无粘连,在皮下可推动。由于肿瘤与皮肤之间有纤维带相连,在推动肿块时,皮肤可有橘皮样改变。

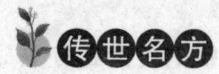

## 阳和解凝膏

【来源】《外科证治全生集》

【配方】鲜牛蒡草480克（或干品120克），鲜凤仙透骨草40克（或干品10克）、生川乌、桂枝、大黄、当归、生草乌、生附子、地龙、僵蚕、赤芍、白芷、白蔹、白及、肉桂、乳香、没药各20克，川芎、续断、防风、荆芥、五灵脂、木香、香橼、陈皮、麝香各10克，苏合香40克。

【用法】以上27味中，苏合香外，肉桂、乳香、没药粉碎成细粉，与麝香配研，过筛，混匀。其余牛蒡草等22味，酌予碎断，与食用植物油2400克同置锅内炸枯，去渣，滤过，炼至滴水成珠。另取红丹750～1050克，加入油内，搅匀，收膏，将膏浸泡于水中。取膏，用文火熔化后，加入苏合香及上述粉末，搅匀，分摊于纸上，即得。用时加温软化，贴于患处。

【功效】温阳化湿，消肿散结。

【主治】体表良性肿瘤，如脂肪瘤。

【按语】密闭贮藏，置阴凉干燥处。皮肤过敏者禁用。

## 消瘤二反膏

【来源】《外科大成》

【配方】甘草、大戟、芫花、甘遂。

【用法】将上药分研极细粉末和匀，密封备用。应用时，取药粉适量用醋或姜汁调敷，外覆患处，每天换药1次。

【功效】化痰散结。

【主治】脂肪瘤。

## ◎ 甲状腺腺瘤

甲状腺腺瘤是颈部常见的良性肿瘤，占甲状腺肿瘤的80%左右，属于祖国医学中"肉瘿"的范畴。本病多见于30～40岁女性。在结喉正中一侧或双侧有单个肿块，呈圆形或椭圆形，表面光滑，质韧有弹性，可随吞咽而上下移动，生长缓慢，一般无任何不适，多在无意中发现。若肿块增大，可感到憋气或有压迫感。部分患者可发生肿物突然增大，并出现局部疼痛，是因乳头状囊性腺瘤囊内出血所致。巨大的肉瘿可压迫气管，使之移位，但少有发生呼吸困难和声音嘶哑者，有的可伴有性情急躁、胸闷易汗、心悸、手颤等症。极少数病例可发生癌变。

本病的特点是：颈前结喉正中附近出现半球形柔软肿块，能随吞咽上下移动，好发于青年及中年人，女性多见。

### 消瘿膏

【来源】《中医药信息》（1999年第2期）

【配方】夏枯草、三棱、莪术各30克，牡蛎、半夏各20克，海藻、昆布各40克，白芷、黄芩各15克，穿山甲10克。

【用法】将上药物加入植物油中煎至药物为炭后过滤，去掉药渣，重新加热药油，然后再加入樟丹匀成膏。外敷患处，每4日敷1次，30日为1个疗程，一般1～2个疗程即可有效。

【功效】理气祛瘀，化痰软坚。

【主治】甲状腺腺瘤。

### 芙蓉菊膏

【来源】《实用中医外敷验方精选》

【配方】芙蓉菊鲜全草30克。

【用法】将全草捣烂加蜂蜜调和。将药敷在肌肤局部，皮肤有灼热感即取下，灼热感消失后再敷上，每日1～4次。

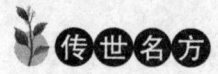 传世名方

【功效】消肿散结。
【主治】甲状腺腺瘤。

## ◎ 甲状腺炎

甲状腺炎为甲状腺组织发生变性、坏死、渗出、增生等炎症病理改变而引起的一系列临床病症。按病程可分为急性（化脓性）、亚急性（非化脓性）和慢性（主要是淋巴细胞性）3种类型。最常见的是以下2种。①亚急性甲状腺炎：又称肉芽肿性甲状腺炎，发病可能与病毒感染有关，是一种可以自行缓解的甲状腺感染性疾病。多发生于30~50岁的女性，预后良好，多数患者甲状腺功能可恢复正常，但数月之内还可复发。②慢性淋巴细胞性甲状腺炎：又称自身免疫性甲状腺炎或桥本氏甲状腺炎，为良性疾病。病因及发病机制不详。多见于中年女性。甲状腺呈无痛性弥漫性肿大，质硬。甲状腺功能正常或偏低，大多数患者血中可查出滴度较高的抗甲状腺抗体。

本病属中医学"夹喉痈"或"瘿肿"等范畴。

### 阳毒内消散

【来源】《药奁启秘》
【配方】麝香、冰片、青黛各6克，白及、南星、姜黄、炒甲片、樟冰、铜绿各12克，轻粉、胆矾各9克。
【用法】研极细末，掺膏药内敷贴患处。
【功效】活血止痛，解毒消肿。
【主治】肿疡属阳证者。
【按语】本方主要用于热毒、湿火等引起的阳证疮疡。肿势漫平、皮色微红的阴证疮疡禁用。

## 阳消散

【来源】《中医外科诊疗学》
【配方】乳香、没药、白蔹、僵蚕、青黛各1.5克，木鳖子3克，冰片、银朱各0.6克，大黄5克。
【用法】上药研极细末，掺膏药内敷贴患处。
【功效】清热、消肿、止痛。
【主治】一切红肿热痛的痈疽疮疡。

## 阴铁箍散

【来源】《疡科心得集》
【配方】降香末250克，乳香、没药、生南星、山慈姑各120克，大黄、赤小豆各1.5千克，黄芩240克，土木鳖500克，陈小粉（炒黑，研）7.5千克。
【用法】上药研细末，混合均匀后，用陈醋调敷疮疡四周。
【功效】清热解毒，消肿止痛。
【主治】阳证疮疡。

## 铁箍散

【来源】《证治准绳》
【配方】生川乌、生草乌、生半夏、赤小豆、芙蓉叶、五倍子、白及各30克。
【用法】将上药粉碎成细粉，过筛，混匀，即得。用醋或蜂蜜调敷患处，中间留一孔透气。
【功效】解毒消肿，软坚止痛。
【主治】无名肿毒初起，根脚散漫，或初起无头，红肿坚硬，久不消溃者。如慢性甲状腺炎。
【按语】本品有毒，切勿入口。已破者勿用。

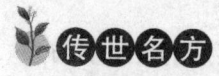

## ◎ 泌尿系结石

泌尿系结石属中医学的"石淋",一般认为系湿热下注膀胱,膀胱气化不利,日久湿热煎熬蕴结成石,治疗多以清利湿热、通淋排石为主。

### 八正散

【来源】《太平惠民和剂局方》
【配方】车前子、瞿麦、萹蓄、滑石、栀子、甘草梢、木通、制大黄各9克,灯心草2克。
【用法】水煎服,每日1剂。
【功效】清热利湿,通淋排石。
【主治】肾结石、输尿管结石、膀胱结石属湿热蕴结型。

### 右归饮加减

【来源】《景岳全书》
【配方】熟地黄24克,山茱萸6克,炒山药、杜仲、枸杞子各9克,制附子7克,肉桂5克,炙甘草3克。
【用法】水煎,每日1剂,于饭前1小时分3次服。
【功效】温补肾阳,填精补血。
【主治】肾阳不足,精血亏损所致腰膝酸痛,神疲乏力,畏寒肢冷,小便清长,咳喘,泄泻,舌淡苔白,脉沉细;或阴盛格阳,真寒假热证。

### 化石汤

【来源】《辨证录》
【配方】熟地黄30克,山茱萸、茯苓、玄参各15克,薏苡仁、泽泻、麦门冬各8克。

【用法】水煎，每日1剂，于饭前1小时分3次温服。
【功效】养阴清热，利尿通淋。
【主治】肾阴虚有热之尿出困难，溺中有砂石，疼痛欲死，用尽气力始得溺出而后快，舌质红，脉细数。

## ◎ 胆道系统感染和胆石症

胆道系统主要包括胆囊和胆管。胆道系统感染和胆石症常见有急、慢性胆囊炎，急、慢性胆管炎，胆囊、胆总管结石，急性梗阻性化脓性胆管炎等。临床以右上腹剧烈绞痛，恶心、呕吐、发热、黄疸等为特征。预防本病要对胆道蛔虫病进行彻底治疗，使胆道内的蛔虫排尽，以防结石的形成；并保持心情舒畅，少食油腻、辛辣食物，注意寒温适度。

中医称本病为"胁痛"，又称"胆胀""黄疸"。临床可分为气滞型、湿热型、火毒型3个证型。①气滞型（此型包括急性单纯性胆囊炎、慢性胆囊炎、胆囊结石，以及无明显感染的肝、胆管结石等）：症见胁脘隐痛、胀痛或窜痛，痛引肩背，食少腹胀，口苦咽干，嗳气，大便失调，一般不发热，无黄疸。舌苔薄白或微黄，脉弦细或弦。治宜疏肝理气，利胆通下。②湿热型（此型包括急性化脓性胆囊炎，或合并胆囊结石、胆总管炎，或合并胆总管结石梗阻等）：症见起病急，胁脘疼痛拒按，恶心呕吐，口苦咽干，不思饮食，食则剧痛，发热、恶寒，或肤目黄染，大便秘结，尿少色黄，中、右上腹有明显压痛，腹肌紧张，或可触及肿大胆囊，舌质红、苔黄腻，脉弦滑或弦数。治宜清肝利湿，通腑泻热。③火毒型（此型包括急性坏疽性胆囊炎、胆囊穿孔性腹膜炎，或急性梗阻性化脓性胆管炎、合并中毒性休克等）：症见脘胁痛剧，持续不解，甚则痛及满腹，腹肌紧张，拒按，高热或寒战高热，肤目黄染，口干唇燥，便秘，尿黄，或有包块，甚者神昏谵语，四肢欠温，冷汗淋漓，舌质红绛、苔黄或

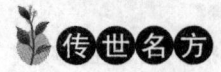传世名方

干燥灰黑,脉数或微细欲绝。此型患者应立即行手术治疗。

## 柴胡疏肝散

【来源】《景岳全书》
【配方】柴胡15克,陈皮、枳壳、芍药各12克,川芎、香附各9克,甘草6克。
【用法】取上药加水400毫升同煎,先用武火煎沸后,改用文火续煎30分钟,每剂煎服2次,每日1剂。
【功效】疏肝理气,利胆通下。
【主治】胆囊炎、胆石症属气滞者。症见胁脘隐痛、胀痛或窜痛,痛引肩背,食后腹胀,口苦咽干,嗳气,大便失调,一般不发热,无黄疸。

## 金铃子散

【来源】《素问病机气宜保命集》
【配方】金铃子、玄胡索各12克。
【用法】取上药加水400毫升同煎,先用武火煎沸后,改用文火续煎30分钟,每剂煎服2次,每日1剂。
【功效】疏肝理气,泻热止痛。
【主治】胆囊炎、胆石症属气滞者。症见胸胁胀痛或窜痛,痛引肩背,食后腹胀,口苦咽干,嗳气、舌红、苔黄,脉弦数。

## 威灵仙

【来源】验方
【配方】威灵仙60克。
【用法】加水400毫升同煎,先用武火煎沸后,改用文火续煎30分钟,每剂煎服2次,每日1剂。

【功效】疏肝理气，利胆通下。
【主治】胆囊炎、胆石症属气滞者。症见胸胁胀痛或窜痛，痛引肩背，食后腹胀，口苦咽干，嗳气，大便失调，一般不发热，无黄疸。

## 郁金丹参膏

【来源】验方
【配方】丹参500克，郁金250克，茵陈100克，蜂蜜1000克，黄酒适量。
【用法】把丹参、郁金、茵陈倒入大砂锅，加冷水浸泡2小时后，先用中火烧沸，加黄酒2匙，改用小火慢煎1小时，约剩下一大碗药液时，滤出头汁，再加冷水3大碗，煎二汁，约剩下大半碗药液时，滤出、弃渣，将头汁、二汁、蜂蜜一起倒入碗盆内拌匀，碗盆加盖用旺火隔水蒸2小时，离火、冷却、装瓶、盖紧。每日2次，每次1～2匙，饭后开水冲服。45天为1个疗程。
【功效】利胆解热。
【主治】胆囊炎、胆石症属湿热者。症见起病急，胁脘疼痛拒按，恶心呕吐，口苦咽干，不思饮食，食则剧痛，发热、恶寒，或肤目黄染，大便秘结，尿少色黄，中、右上腹有明显压痛，腹肌紧张，或可触及肿大胆囊，舌质红、苔黄腻，脉弦滑或弦数。

## 芦根藿香饮

【来源】验方
【配方】鲜芦根33克，鲜藿香10克。
【用法】水煎服，每日3～4次。
【功效】化湿退黄。
【主治】胆囊炎、胆石症属湿热者。症见胁脘疼痛减轻，偶有恶心呕吐，口苦咽干，不思饮食，舌质红、苔黄腻，脉弦滑或弦数。

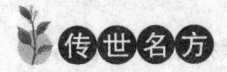

## ◎ 疝气

疝气是指人体内某个脏器或组织离开其解剖位置，通过先天或后天形成的薄弱点、孔隙或缺损而进入另一部位。常见的疝气有腹股沟直疝或斜疝、脐疝、切口疝、手术复发疝、股疝等。

### 补中益气汤

【来源】《脾胃论》
【配方】黄芪15克，党参12克，白术、当归各10克，陈皮、炙甘草各6克，升麻、柴胡各3克。
【用法】水煎服，每日1剂。
【功效】补中益气。
【主治】腹外疝气虚下陷型。

### 暖肝煎

【来源】《景岳全书》
【配方】当归、枸杞子各9克，乌药、小茴香、茯苓、生姜各6克，沉香、肉桂各3克。
【用法】水煎服，每日1剂。
【功效】温补肝肾，行气逐瘀。
【主治】腹外疝。症见肝肾阴寒所致少腹冷痛，疝气痛，下元虚冷，四肢冷，舌淡苔白，脉沉迟。

### 天台乌药散

【来源】《医学发明》
【配方】天台乌药18克，木香、炒小茴香、青皮各6克，高良姜9克，川楝子12克，巴豆10克，槟榔9克。

【用法】水煎服，每日1剂。
【功效】温化寒湿，疏肝理气。
【主治】寒凝肝脉、气机阻滞所致小肠疝气，少腹痛引睾丸，喜暖畏寒，舌淡、苔白，脉沉迟或弦。

# ◎ 下肢静脉曲张

下肢静脉曲张是指下肢浅静脉系统的血液回流障碍，静脉内的压力增高，浅静脉逐渐扩张、伸长，呈蚯蚓状迂曲。本病多见于长期从事站立工作或参加重体力劳动的人，下肢静脉曲张可发生于大隐静脉和小隐静脉，其中以大隐静脉曲张最为常见。临床上以下肢青筋怒张，小腿沉重、胀痛、易疲劳为特征，站立过久小腿、足踝部可出现浮肿。长期静脉曲张可引起下肢皮肤营养不良性改变，并发色素沉着，特别是足靴区并发经久不愈的顽固性溃疡。本病应尽量避免久站久立或长久行走；对从事重体力劳动或下肢静脉曲张已形成者，宜经常穿戴弹力袜或弹力绷带，以保护浅静脉，减轻静脉瘀血。

中医称本病为"筋瘤""恶脉"，合并下肢溃疡者，又称"臁疮""老烂腿"。临床可分为湿热下注型、湿阻瘀滞型、气血两虚型3个证型。①湿热下注型：症见下肢静脉迂曲，局部红肿热痛，足踝部轻度水肿，或有溃疡，舌红、苔黄腻，脉细数。治宜清热利湿，散结消肿。②湿阻瘀滞型：症见下肢静脉迂曲成团，肤色紫暗，患肢沉重胀痛，溃疡经久不愈，肉芽不鲜，舌淡、苔薄白腻，脉涩。治宜利湿通络，活血化瘀。③气血两虚型：症见下肢静脉迂曲成团，或呈空囊状，皮肤紫暗，溃疡脓水淋漓，经久不愈，肉芽暗淡，舌淡红、苔薄白，脉细弱。治宜益气养血，化瘀利湿。

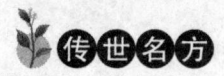

传世名方

### 四妙散

【来源】《丹溪心法》

【配方】黄柏、苍术各15克,牛膝12克,薏米30克。

【用法】取上药加水600毫升同煎,先用武火煎沸后,改用文火续煎10分钟。每剂煎服2次,每日1剂。

【功效】清热燥湿。

【主治】下肢静脉曲张属湿热下注型。症见下肢青筋怒张,迂曲成团,局部红肿疼痛,可扪及静脉结节。

### 四妙勇安汤

【来源】《验方新编》

【配方】金银花、玄参各90克,当归60克,甘草30克。

【用法】取上药加水600毫升同煎,先用武火煎沸后,改用文火续煎10分钟。每剂煎服2次,每日1剂。

【功效】清热解毒,活血止痛。

【主治】下肢静脉曲张属湿热下注兼血瘀型。症见下肢青筋怒张,红肿灼痛,可伴恶寒发热,小便黄,大便干结。

### 四物汤

【来源】《和剂局方》

【配方】熟地、当归、川芎各15克,白芍10克。

【用法】取上药加水600毫升同煎,先用武火煎沸后,改用文火续煎30分钟,取药汁1次服完。每剂煎服2次,每日1~2剂。

【功效】益气生血,化瘀通络。

【主治】下肢静脉曲张属气血两虚型。症见下肢青筋迂曲成团,迁延日久,皮肤色素沉着,溃疡脓水稀薄,经久难愈,肉芽晦暗。

## 第3章 外科疾病的传世名方

### 补阳还五汤

【来源】《医林改错》
【配方】黄芪50克,地龙、川芎、红花各15克,当归、赤芍、桃仁各10克。
【用法】水煎服,每日1剂。
【功效】补气活血,敛疮生肌。
【主治】下肢静脉曲张属气血两虚型。症见下肢青筋迂曲成团,迁延日久,皮肤色素沉着,溃疡脓水稀薄,经久难愈,肉芽晦暗。

### 清营解瘀汤

【来源】验方
【配方】益母草100克,紫花地丁30克,紫草、赤芍、丹皮各15克。
【用法】取上药加水900毫升同煎,先用武火煎沸后,改用文火续煎20分钟。每剂煎服2次,每日1剂。
【功效】清热利湿,化瘀消肿。
【主治】下肢静脉曲张属湿热下注型。症见下肢青筋怒张,迂曲成团,局部红肿疼痛,可扪及静脉结节。

## ◎ 破伤风

破伤风是由破伤风杆菌侵入人体伤口,并在伤口内繁殖、产生毒素,所引起的一种急性特异性感染。以全身或局部肌肉持续性强直和阵发性痉挛为特征。本病的形成与机体受损伤、破伤风杆菌侵入伤口、机体抵抗力下降、细菌产生外毒素等密切相关。因此预防本病必须彻底清洗伤口,同时注射破伤风抗毒素。

中医亦称本病为"破伤风"。外伤所致者,称为"金创痉";产后发生者,称"产后痉";新生儿断脐所致者,称"脐风撮口"。临床上可分

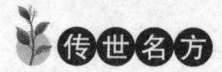
**传世名方**

为风毒在表型、风毒入里型2个证型。①风毒在表型：症见轻度吞咽困难和牙关紧闭，周身拘急，抽搐较轻，痉挛期短，间歇期较长，苔薄白，脉数。治宜祛风镇痉。②风毒入里型：症见角弓反张，频繁而间歇期短的全身肌肉痉挛，高热，面色青紫，呼吸急促，痰涎壅盛，胸腹满闷，腹壁板硬，时时汗出，大便秘结，小便不通，舌红、苔黄糙，脉弦数。治宜祛风止痉，清热解毒。

## 榆丁散

【来源】《医宗金鉴》

【配方】防风、地榆、紫花地丁、马齿苋各15克。

【用法】共研细末，每服9克，温米汤调下。

【功效】祛风止痉。

【主治】破伤风属邪在半表半里者。症见轻度吞咽困难，牙关紧闭，周身拘急，痉挛期短，间歇期长，头汗出而身无汗者。

## 玉真散加减

【来源】验方

【配方】防风、白芷各5克，地龙4克，南星、天麻、羌活、白附子各3克。

【用法】水煎服，每日1剂。

【功效】祛风散邪，疏经活络。

【主治】破伤风属风毒在表型。症见喷嚏多啼，烦躁不安，张口不利，吮乳口松，轻度吞咽困难，牙关紧闭，周身拘急，抽搐较轻。无寒热，舌质淡红、苔薄白，指纹红。

## 南星钩藤汤

【来源】验方

【配方】生天南星、钩藤各10克，防风、蝉蜕、僵蚕、天麻各6克，全蝎

3克。
【用法】水煎3次，取药液100毫升，加黄酒2毫升，不拘时喂服。
【功效】祛风止痉。
【主治】破伤风属风毒在表型。症见轻度吞咽困难，牙关紧闭，周身拘急，痉挛期短，间歇期长。

## ◎ 颈部淋巴结结核（瘰疬）

颈部淋巴结结核多见于儿童和青年，多数是结核杆菌经扁桃体、龋齿侵入，少数继发于肺或支气管结核病变。只有在人体抗病能力低下时，才能引起发病。颈部一侧或两侧有多个大小不等的肿大淋巴结，一般位于胸锁乳突肌的前后缘。预防本病必须养成不随地吐痰的良好习惯。儿童要接种卡介苗，注意口腔卫生，尽早治疗龋齿及切除有病变的扁桃体，提高抗病能力。

中医称本病为"瘰疬"，多数为发生于颈部的慢性感染疾患，因其结核累累如贯珠之状故名。俗称"疬子颈"或"老鼠疮"。临床上可分为初期、中期、后期3期。①初期（气滞痰凝）：症见颈部一侧或双侧结块肿大如豆，孤立或成串状，质地坚硬、推之活动，不热不痛，肤色正常，可延及数月不溃。一般无全身症状。苔黄腻，脉弦滑。治宜疏肝理气，化痰散结。②中期（阴虚火旺）：症见肿块渐渐增大与表皮粘连，有的数个互相融合成块，推之活动度减少，有隐痛或压痛。若液化成脓时，皮肤微红或紫暗发亮、扪之微热，按之有轻度波动感，部分患者有低热、食欲不振、全身乏力等症状。治宜滋阴降火。③后期（气血两虚）：症见液化成脓的结块经切开或自行溃破后，脓液稀薄，夹有败絮样坏死组织，形成窦道。部分患者可出现低热、乏力、头晕、食欲不振、腹胀便溏等症状，或出现盗汗、咳嗽、潮热等症状。若脓水转厚、肉芽转成鲜红色，表示将趋收口愈合。治宜益气养血。

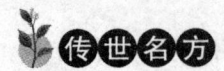

## 夏枯草汤

【来源】验方
【配方】夏枯草90克。
【用法】加水500毫升同煎,先用武火煎沸后,改用文火续煎20分钟。每剂煎2次,每日1剂。
【功效】清热散结。
【主治】颈部淋巴结结核属气滞痰凝者。症见瘰疬初期,肿块坚实。

## 六味地黄汤加味

【来源】《小儿药证直诀》
【配方】熟地黄、山药、茯苓、沙参、黄芩各9克,山茱萸6克,百部、生地黄各12克,生牡蛎30克,川贝末3克(冲服)。
【用法】水煎服,每日1剂。
【功效】滋肾补肺,养阴化痰。
【主治】颈部淋巴结结核属阴虚火旺者。症见肿块破溃,流脓清稀,夹有败絮状物质,日久不愈,伴有骨蒸潮热,盗汗,胸痛,咳嗽痰中带红,身体羸弱。

# 第4章 儿科疾病的传世名方

## ◎ 厌食

厌食是指以小儿较长时期见食不贪，食欲不振，食量减少，厌恶进食为特征的一种病症。主要有2种病理因素：一种是局部或全身疾病影响消化系统的功能；另一种是中枢神经系统受人体内外环境各种刺激的影响，对消化功能的调节失去平衡。本病以1~6岁的儿童最为多见，城市儿童发病率明显高于农村。患儿除食欲不振外，一般无其他明显不适，预后良好；但长期不愈者，可使气血生化乏源，抗病能力低下，而患生他病，导致营养不良和体质虚弱。

中医亦称本病为"厌食"，又称"恶食"。认为小儿脾胃娇嫩，胃肠消化功能不全，若受冷暖刺激、饥饱失常或贪吃生冷，就会损伤脾胃，引起小儿胃口不好，饮食不下。临床可分为脾胃失和型、脾胃气虚型、脾胃阴虚型3个证型。①脾胃失和型：症见面色欠华，食欲不振，甚则厌恶进食，食而无味，多食或强迫进食可有嗳气泛恶，胸痞脘闷，精神如常，形体略瘦，舌淡红、苔白或薄腻，脉尚有力。治宜运脾和胃。②脾胃气虚型：症见面色萎黄，厌食或拒食，食少便多，大便中多夹有不消化食物残渣，入水易散，精神萎靡，易于出汗，易罹外感，舌淡白、苔薄白，脉缓弱。治宜健脾益气。③脾胃阴虚型：症见面色欠华，不欲进食，皮肤干燥，缺乏润泽，口干多饮，大便多干结，小便短黄，舌偏红少津、舌苔花剥或少，脉细数。治宜滋脾养胃。

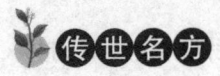 传世名方

## 药米健脾粉

【来源】验方

【配方】山药、薏苡仁各250克，芡实200克，大米（粳米）500克。

【用法】上药分别于锅中微火炒至淡黄色，混合碾细过筛即成。每日早晚1匙冲服，20日为1个疗程。

【功效】补脾助运。

【主治】厌食属脾胃气虚型。症见厌食拒食，面色萎黄，精神稍差，肌肉松软，大便多不成形。

## 神曲粳米粥

【来源】验方

【配方】神曲15克，粳米适量。

【用法】先将神曲捣碎，煎取药汁后，去渣，入粳米，一同煮为稀粥。当粥服用。

【功效】健脾消食。

【主治】厌食属脾失健运者。

## 不换金正气散

【来源】《太平惠民和剂局方》

【配方】苍术、厚朴、陈皮、藿香各9克，甘草3克。

【用法】水煎，取汁200毫升，分4~5次服完。每日1剂。

【功效】调和脾胃，运脾开胃。

【主治】厌食属脾失健运者。症见食欲不振，厌恶进食，食而无味，胸脘痞闷，嗳气泛恶，大便不调。

## 八仙藕粉

【来源】验方

【配方】白茯苓、炒扁豆、莲肉、川贝母、山药各5克，藕粉200克，白蜜20克，人乳250毫升。
【用法】将前5味研为细末，与藕粉拌匀，服时调入白蜜、人乳。早晚餐用。
【功效】益气健脾，消食止泻。
【主治】厌食属脾气虚弱者。症见厌食拒食，精神萎靡，面色萎黄，疲乏多汗，大便时溏，脘腹胀满。

### 益胃汤

【来源】《温病条辨》
【配方】沙参9克，鲜生地、麦冬各15克，玉竹4.5克，冰糖3克。
【用法】水煎取汁200毫升，分4~5次服完。每日1剂。
【功效】滋养胃阴。
【主治】厌食属脾胃阴虚型。症见纳谷呆钝，食少饮多，皮肤欠润，大便偏干。

### 补脾益胃汤

【来源】《秘方求真》
【配方】太子参、山药、茯苓、白术各10克，陈皮、佩兰、乌梅各5克。
【用法】水煎取汁200毫升，分4~5次服完。每日1剂。
【功效】平补气阴，益胃健脾。
【主治】厌食属脾胃虚弱、胃阴不足者。症见不思进食，食少饮多，皮肤欠润，大便偏干，小便短黄。

## ◎ 小儿口疮

小儿口疮是指口舌黏膜上出现淡黄色或灰白色小溃疡，局部灼热疼

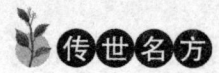

痛,尤以实热证较为多见,常伴有发热、流涎、食欲缺乏、大便干结等症状。

### 白及连冰粉

【来源】《新中医》
【配方】白及15克,黄连9克,冰片2克。
【用法】将上药碾成极细粉末,过130目筛后装瓶备用。令患者先用蒸馏水或淡盐水漱洗口腔后,取药粉约2克,分撒在口腔溃疡处,每日1~2次,5日为1个疗程。
【功效】清热泻火,解毒敛疮。
【主治】小儿口疮属脾胃积热者。

### 导赤散加味

【来源】《江苏中医药》
【配方】生地黄5~15克,麦冬5~12克,木通3~9克,车前子3~10克(包),鲜竹叶5~6克,甘草梢3~6克。
【用法】水煎频服,每日服1剂,重者可日夜各服1剂。
【功效】清热泻火。
【主治】小儿口疮。

### 釜底抽薪散

【来源】《中医外治杂志》
【配方】吴茱萸15克,胡黄连、川大黄各6克,胆南星3克。
【用法】上方共研细末,制成散剂备用。1岁以下小儿每次用药3克,1岁以上可酌情增至6~12克。用时将药末与陈醋适量调成糊状,候患儿睡熟后涂敷于两足心,外用纱布包扎,晨起去之。
【功效】导热下行,引火归原。

【主治】小儿口疮。

### 黄连泻心汤

【来源】《四川中医》
【配方】黄连、黄芩各3克，竹叶、生地黄、木通、赤芍各6克，玄参、栀子各5克，连翘10克，生甘草2克。
【用法】水煎滤汁200毫升，每日分2～5次服完，每日1剂，3日为1个疗程。
【功效】清热泻火解毒。
【主治】小儿口疮。

### 甘草泻心汤

【来源】《辽宁中医杂志》
【配方】炙甘草20～30克，黄连3克，黄芩6～9克，干姜3～5克，党参10克，半夏6克。
【用法】水煎服，每日1剂，3日为1个疗程。
【加减】高热者加生石膏（先煎）30克，咽部破溃者加桔梗10克，大便秘结者加生大黄（后下）5～10克，小便赤黄者加滑石15克，阴虚火旺者去干姜加沙参、知母各10克。
【功效】健脾、清热、化湿。
【主治】小儿口疮。

### 复方五倍子散

【来源】《黑龙江中医药》
【配方】五倍子50克，儿茶30克，冰片少许。
【用法】共研细末，以香油调和，涂于患处，每日1次。
【功效】清热泻火，敛疮止痛。
【主治】小儿口疮。

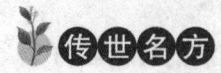

## ◎ 营养不良

营养不良，又称蛋白质－能量营养不良，是一种慢性营养缺乏性疾病，主要发生于热量、蛋白质不足的婴幼儿。临床表现为渐进性消瘦、皮下脂肪组织逐渐消失、水肿，常伴有全身各器官不同程度的功能紊乱。免疫功能低下，抗感染能力也相应减弱，因而常伴有一系列的并发症，严重者可死于继发性感染及低血糖症。

中医称本病为"疳证"。临床可分为疳气、疳积、干疳3个证型。①疳气：症见形体略消瘦，面色萎黄少华，毛发稀疏不泽，纳谷呆钝或能食善饥，大便干稀不调，精神欠佳，易发脾气，舌淡、苔薄白或微黄，脉细。治宜和脾健运。②疳积：症见形体明显消瘦，肚腹膨胀，甚则青筋暴露，腹大肢细，面色萎黄，毛发稀疏，色黄结穗，精神萎软，或易烦躁激动，睡卧不宁，或伴揉眉挖鼻，咬指磨牙，食欲不振，或多吃多便，或嗜食泥土、生米等异物，大便夹不消化食物，舌淡、苔薄腻，脉细数。治宜消积理脾。③干疳：症见极度消瘦，面部呈老人貌，皮肤干瘪起皱，大肉尽脱，皮包骨头，腹凹如舟，毛发干枯，唇淡口干，精神萎靡，啼哭无力，懒言少动，表情呆滞，寐中露睛，杳不思纳，大便稀溏或便秘，时有低热，舌红嫩、苔少，脉沉细弱。治宜补益气血。

### 枳槟薄荷贴

【来源】验方

【配方】枳实12克，生栀子、槟榔各6克，薄荷3克。

【用法】将上述4味混合研成细末，调拌鸡蛋清，外敷贴脐部足心。

【功效】和脾健运。

【主治】营养不良属疳气型。症见形体较瘦，面色萎黄，头发稍稀，食欲不振，精神欠佳，易发脾气，大便或溏或秘。

## 异功散

【来源】《小儿药证直诀》

【配方】人参、茯苓、白术、炙甘草、陈皮各6克。

【用法】上为细末，每服6克，水1盏，加生姜5片、大枣2枚，同煎至七分，食前温服。

【功效】健脾理气。

【主治】营养不良属疳气型。症见面色较萎黄，形体略消瘦，毛发稀疏，纳差，大便不调。

# ◎ 小儿腹泻

小儿腹泻是由于不同病因引起的以腹泻为主症的综合征，临床上以大便次数、数量增多，粪质稀薄或如水样为特征。本病以3岁以下的婴幼儿最为多见，年龄愈小，发病率愈高。本病虽四季均可发生，但以夏秋季节较多，南方冬季亦可发生，且往往引起流行。治疗原则为预防和纠正脱水，继续进食，合理用药。预防应注意饮食卫生及食具的消毒，随气候变化添减衣服，注意腹部保暖，避免长期口服广谱抗生素。

中医称本病为"泄泻"。临床可分为伤食泻、风寒泻、湿热泻、脾虚泻、脾肾阳虚泻5个证型。①伤食泻：症见脘腹胀满疼痛，痛则欲泻，泻后痛减，大便酸臭或如败卵，夹食物残渣，嗳气酸馊，泛恶呕吐，纳呆恶食，矢气臭秽，夜寐不宁，舌苔垢腻或见微黄，脉滑数。治宜消食化积。②风寒泻：症见大便次数多，泻下清稀多泡沫，色淡黄，腹部绞痛，肠鸣辘辘有声，喜按喜暖，常伴鼻塞流清涕，微恶风寒，或有发热，舌淡、薄白或腻，脉象浮紧。治宜疏散风寒。③湿热泻：症见起病急骤，泻势急迫，便下稀薄，或如水样，色黄而气味秽臭，或夹黏液，肛门灼红，发热烦闹，口渴喜饮，腹痛阵作，恶心呕吐，食欲减退，小便黄少，舌红、苔

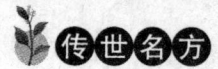

黄腻,脉象滑数。治宜清热利湿。④脾虚泻:症见病程迁延,时轻时重或时发时止,大便稀溏,色淡不臭,夹未消化之宿食,每于食后即泻,多食则脘痞、便多,食欲不振,面色萎黄,神疲倦怠,形体消瘦,舌淡、苔薄白,脉缓弱。治宜健脾益气。⑤脾肾阳虚泻:症见久泻不止,缠绵难愈,粪质清稀,澄澈清冷,下利清谷,或五更作泻,食欲不振,腹软喜暖,形寒肢冷,面白无华,精神萎软,甚则寐时露睛,舌淡、苔薄白,脉细弱。治宜补脾温肾。

## 葛根芩连汤

【来源】《伤寒论》

【配方】葛根15克,黄芩6克,黄连、甘草各3克。

【用法】取上药加水400毫升同煎,先用武火煎沸后,改用文火续煎30分钟,每剂煎2次,分若干次服完,每日1剂。

【功效】清肠利湿。

【主治】小儿腹泻属湿热泻者。症见脘腹胀满,腹痛则欲泻,泻后痛减,或泻下稀薄,水分较多,粪色深黄而臭。

## 苍术防风汤

【来源】《素问病机气宜保命集》

【配方】苍术10克,麻黄6克,防风3克,生姜5片。

【用法】取上药加水360毫升同煎,先用武火煎沸后,改用文火续煎10分钟,药汁分2~3次服完。每日1剂。

【功效】驱散风寒,化湿和中。

【主治】小儿腹泻属风寒泻者。症见泄泻清稀,中多泡沫,臭气不甚,发热恶寒,头痛腹痛。

## 第4章 儿科疾病的传世名方

### 楂曲水

【来源】验方
【配方】山楂、神曲各15克。
【用法】水煎取汁,每日1剂,分2次服。
【功效】开胃健脾,消食止泻。
【主治】小儿腹泻属伤食泻者。症见脘腹胀满,腹痛则欲泻,泻后痛减,粪便酸臭,或如败卵。

## ◎ 小儿便秘

小儿便秘是指大便干燥坚硬、秘结不通、排便次数减少、间隔时间延长,或虽有便意而排出困难的一种病症。正常小儿大便次数多为1天1次或2天1次,如果超过48小时不排便,且粪便干燥难解,即为便秘。便秘常由于进食过少、食物中纤维素过少或牛奶中加糖不足等饮食因素所致,亦可由于生活不规律,缺乏定时排便的习惯或经常控制排便,未能形成排便的条件反射而产生。便秘既可作为一种独立的疾病,也可继发于其他疾病的过程中。疾病引起肠功能障碍,肠壁肌肉张力减低,蠕动减慢,水分大量吸收,粪便干燥,可致便秘。有原发病者应积极治疗原发病,饮食引起者应改善饮食内容,多补充水分和含纤维素多的食物,同时训练排便习惯,药物治疗只在必要时使用。

中医亦称本病为"便秘",又名"便闭""秘结""大便不通",临床可分为燥热便秘、气滞便秘、食积便秘、血虚便秘、气虚便秘5个证型。①燥热便秘:症见大便干结,排出困难,甚至秘结不通,面红身热,口干口臭,腹胀或痛,小便短赤,或口舌生疮,舌红、苔黄燥,脉滑数。治宜清热润燥。②气滞便秘:症见大便不通,欲便不得,嗳气频作,胸胁痞满,或胀闷不舒,甚则腹中胀痛,舌偏红、苔薄白或微黄,脉弦。治宜

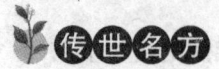

行气润肠。③食积便秘：症见大便闭结，脘腹胀满，不思乳食，或恶心呕吐，手足心热，小便短黄，舌苔黄腻，脉沉有力。治宜消食导滞。④血虚便秘：症见虽有便意，但努挣难解，大便干燥，唇甲色淡，头晕心悸，口干欲饮，肌肤不润，舌淡红、苔薄白，脉细弱。治宜养血润肠。⑤气虚便秘：症见时有便意，但努挣乏力，难以排出，大便不干硬，挣则汗出乏力气短，便后疲乏，面色少华，神疲懒言，舌淡、苔薄白，脉缓弱。治宜益气润肠。

### 增液汤

【来源】《温病条辨》

【配方】鲜生地12克，玄参、麦冬各10克。

【用法】取上药加水700毫升同煎，先用武火煮沸后，改用文火续煎30分钟，药汁分3～4次服完。每日1剂。

【功效】养阴增液。

【主治】便秘属血虚便秘者。症见大便干结，努挣难下，面白无华，唇甲色淡。

### 银菊合剂

【来源】验方

【配方】银花、菊花各18克，甘草8克。

【用法】取上药加水420毫升同煎，先用武火煮沸后，改用文火续煎15分钟，药汁分3～4次服完。每日1剂。

【功效】清热润肠。

【主治】便秘属燥热便秘者。症见大便闭结，面红身热，口干口臭，小便短赤。

## 婴儿湿疹

婴儿湿疹是一种常见的急性或亚急性皮肤瘙痒性、炎症性疾病。

本病属中医学胎毒、湿毒范畴，俗称"奶癣"，是婴儿常见的皮肤病。轻者皮肤局部红斑、丘疹、水疱，有分泌物渗出；重者以糜烂瘙痒为主反复发作，影响婴儿健康。

### 冰黛散

【来源】《四川中医》

【配方】青黛150克，苦杏仁（煅存性）、黄柏、地肤子各100克，氯霉素80克，冰片10克。

【用法】将黄柏、地肤子烘干，杏仁在锅里文火煅黑，再把各种药物分别研成极细末，过120目筛，瓷瓶装，密封备用。渗出液多者（湿性），干撒患部，渗出液少或无渗出液者（干性），用小儿宝宝霜与药粉10∶1的比例配制混匀，搽于患部，不需包扎。每日2~3次，连续用药7日为1个疗程。

【功效】健脾利湿，泻火止痒。

【主治】婴儿湿疹。

【按语】治疗期间忌食海鲜、鱼腥等物，避免搔抓及肥皂、热水烫洗。

### 除湿汤

【来源】《河北中医》

【配方】金银花、连翘、苦参各15~20克，地肤子、马齿苋、荆芥、蝉蜕各10克。

【用法】煎浓液外洗，每日1剂，分2次洗，每次10~15分钟。7日为1个疗程。

【加减】有黄色渗液，可加黄柏10克；有脱屑，可加土茯苓10克。

【功效】清心除烦。

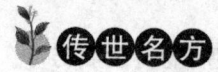

【主治】婴儿湿疹。症见头面部皮肤丘疹或红斑，并可见小水疱，黄白色鳞屑及痂皮，可有渗出、糜烂及继发感染，慢性者皮肤变粗稍厚，可呈苔癣样变。

## ◎ 水痘

水痘是由水痘病毒引起的急性传染病，1～4岁小儿多见，一年四季均有发生，但常见于冬春两季，传染性强。中医称"水花""水喜""水赤豆"等。

### 桑菊饮加减

【来源】《实用中医儿科手册》
【配方】桑叶、野菊花、金银花、薏苡仁各10克，薄荷（后下）、牛蒡子各6克，滑石（包煎）15克，桔梗、甘草各3克。
【用法】水煎服，每日1剂。
【功效】清热解毒，疏风渗湿。
【主治】水痘属风热夹湿者。

### 银翘散

【来源】《实用中医儿科手册》
【配方】金银花、连翘、赤芍、牡丹皮、生地黄、薏苡仁各10克，水牛角（先煎）、生石膏各30克，知母6克，甘草3克。
【用法】水煎服，每日1剂。
【功效】清热凉血，解毒祛湿。
【主治】水痘属邪热炽盛者。

## ◎ 鹅口疮

鹅口疮是婴幼儿的常见病之一，是由白色念珠菌感染所致的口腔炎症，状似鹅口，白屑似雪的乳婴儿常见病，又称"雪口病"。中医学认为，此病因小儿胎中受热，蕴于心脾，心脾积热上薰；禀赋不足；体质素弱；护理不当，致口腔不洁，感染邪毒而引起。多见于新生儿，营养不良、消化不良及免疫缺陷之婴儿。现代医学认为，新生儿、婴儿因口腔不洁、黏膜损伤、营养不良、慢性腹泻，或长期应用广谱抗生素（包括成人）、肾上腺皮质激素导致消化道菌群失调，机体抵抗力低下时，口内白色念珠菌迅速生长而发病，其典型症状是口腔黏膜上出现白色点状或乳凝块样物，布满颊部、舌、齿龈、上颚等处。

### 清火口疳散

【来源】《广西中医药》
【配方】①清火散：黄连、黄柏、青黛各3克，黄芩5克，石膏8克，冰片0.2克，薄荷脑0.1克，共研细末，100目筛过筛。上药1料分8包。
②口疳散：玄明粉6克，煅石膏8克，青黛1克，冰片、血竭各0.4克，薄荷脑0.1克，共研细末备用。
【用法】清火散每次服1包（1岁内小儿剂量减半），每日2次，早、晚空腹服；口疳散每日3~5次敷患处（局部淡盐水拭洗后敷药）。
【功效】清热泻火。
【主治】小儿鹅口疮。

### 蓖麻外敷散

【来源】《天津中医》
【配方】蓖麻子、吴茱萸各30克，大黄、制天南星各60克。
【用法】上药共研成极细末。用时用鸡蛋清调成糊状，每晚临睡前贴于涌泉穴处，用胶布固定，第2天早上取下。上药1料共分5次贴完，

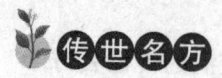

1天1次，5天为1个疗程。
【功效】清热解毒，引火下行。
【主治】小儿鹅口疮。

## ◎ 小儿麻痹症

小儿麻痹症是小儿神经系统传染病，多见于夏秋季节，以弛缓性瘫痪为特征。主要由于脊髓灰质炎病毒混入饮食里经口传染，少数也可由呼吸道传染。1～5岁以下儿童为多见。本病属中医学"湿痹""痿证"范畴。症见突然发热（类似感冒）、烦躁、不安、多汗、全身疼痛，发热后肢体突然出现弛缓性瘫痪，多发生在下肢。

### 甘露消毒丹加减

【来源】《实用中医儿科手册》
【配方】藿香、黄芩、射干、葛根、焦楂曲（即焦山楂和焦神曲）、姜半夏、薏苡仁各10克，滑石（包煎）15克，白豆蔻（后下）、甘草各6克。
【用法】水煎服，每日1剂。
【功效】解表清热，疏风利湿。
【主治】小儿麻痹症属邪侵肺胃型。

## ◎ 小儿肺炎

小儿肺炎是由不同病原体或其他因素所致肺部炎症，临床以发热、咳嗽、气促、呼吸困难以及肺部固定湿性啰音为特征。一年四季均可发生，但以冬春季节为多。由于婴幼儿时期呼吸系统生理解剖及免疫系统等方面的特点，决定了婴幼儿容易发生肺炎，并且会出现比较严重的并发症，因此在我国小儿疾病总体发病率、死亡率中，婴幼儿肺炎占据第一位。

中医称本病为"肺炎喘嗽"，邪热闭肺是肺炎喘嗽的基本病机，"热、咳、痰、喘、煽"是典型症状。临床可分为风热闭肺、风寒闭肺、痰热闭肺、毒热闭肺、阴虚肺热、肺脾气虚6个证型。①风热闭肺：症见发热恶风，微有汗出，咳嗽气促，咳痰不爽，咯出者痰液黄稠，面赤唇红，口渴欲饮，咽部红赤，舌红、苔薄白或微黄，脉浮数。治宜疏风解热，宣肺化痰。②风寒闭肺：症见恶寒发热，无汗不渴，鼻流清涕，呛咳气急，痰稀色白，舌淡红、苔薄白，脉浮紧。治宜疏风散寒，宣肺化痰。③痰热闭肺：症见壮热烦躁，喉间痰鸣，痰稠色黄，气促喘憋，鼻翼翕动，或口唇青紫，面赤口渴，咽部红赤，舌红、苔黄腻，脉滑数。治宜清热宣肺，涤痰平喘。④毒热闭肺：症见高热持续，咳嗽剧烈，气急鼻煽，甚至喘憋，涕泪俱无，鼻孔干燥如烟煤，面赤唇红，烦躁口渴，溲赤便秘，舌红而干、舌苔黄腻，脉滑数。治宜清热解毒，泻肺开闭。⑤阴虚肺热：症见病程迁延，潮热盗汗，面色潮红，干咳无痰或痰黏难咯，唇燥口干，舌红少津、苔少或光剥，脉细数。治宜养阴清热，润肺止咳。⑥肺脾气虚：症见病程延长，低热起伏，气短多汗，咳嗽无力，纳差，便溏，面色淡白，神疲乏力，四肢欠温，舌偏淡、苔薄白，脉细无力。治宜益气健脾，调和营卫。

## 三拗汤

【来源】《太平惠民和剂局方》
【配方】麻黄9克，杏仁10克，甘草6克。
【用法】水煎取汁200毫升，分4~5次服完。每日1剂。
【功效】宣肺散寒，止咳解表。
【主治】肺炎属风寒闭肺者。症见呛咳不爽，呼吸气急，痰稀色白，恶寒

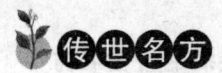传世名方

发热，无汗。

## 麻杏甘石汤

【来源】《伤寒论》
【配方】生麻黄、杏仁各6克，生甘草3克，生石膏20克。
【用法】石膏加水400毫升同煎，先用武火煮沸后，改用文火续煎10分钟，再纳入其余3味药，文火续煎15分钟，药汁分3~4次服完。每日1剂。
【功效】宣肺泻热，止咳平喘。
【主治】肺炎属风热闭肺者。症见发热恶风，微有汗出，气急鼻煽，咳嗽痰黄。

## 五虎汤

【来源】《证治汇补》
【配方】麻黄、杏仁各6克，生石膏18克，桑白皮9克，细茶、生甘草各3克。
【用法】水煎取汁200毫升，分4~5次服完。每日1剂。
【功效】清热涤痰，开肺平喘。
【主治】肺炎属痰热闭肺者。症见壮热烦躁，喉间痰鸣，痰稠色黄，气促喘憋。

## 沙参麦冬汤

【来源】《温病条辨》
【配方】沙参、麦冬、玉竹、生扁豆各12克，桑叶6克，天花粉15克，甘草3克。
【用法】水煎取汁200毫升，分4~5次服完。每日1剂。
【功效】养阴清肺，化痰止咳。

【主治】肺炎属阴虚肺热者。症见病程延长,低热出汗,面色潮红,干咳无痰,舌红而干。

## 健脾益肺汤

【来源】《秘方求真》
【配方】茯苓12克,黄芪15克,白术、蝉蜕各9克,半夏、陈皮、防风各6克,甘草3克。
【用法】水煎取汁200毫升,分4~5次服完。每日1剂。
【功效】健脾益肺固表,化痰止咳。
【主治】肺炎属肺脾气虚者。症见病程延长,低热起伏,气短多汗,咳嗽无力,纳差、便溏。

## 桂枝加龙骨牡蛎汤

【来源】《金匮要略》
【配方】桂枝、炙甘草各3克,芍药10克,煅龙骨、煅牡蛎各15克,生姜2片,大枣5枚。
【用法】取煅龙骨、煅牡蛎加水700毫升,武火煮沸后,文火先煎10分钟,再纳入其余3味药,加生姜、大枣,文火续煎20分钟,药汁2~3次服完。每日1剂。
【功效】补虚扶正,调和营卫。
【主治】肺炎属营卫不和者。症见病程迁延,低热起伏,面白少华、自汗不温,咳嗽无力。

## 益气活血汤

【来源】《秘方求真》
【配方】党参、白术、茯苓、麦冬各9克,黄芪、丹参各15克,甘草、赤芍各6克。

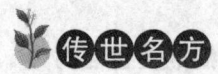 传世名方

【用法】水煎取汁200毫升，分4～5次服完。每日1剂。
【功效】益气活血。
【主治】肺炎属迁延不愈者。症见面白少华，自汗不温，纳呆，咳嗽，舌淡、苔薄白。

### 防风葱白粥

【来源】验方
【配方】防风10克，葱白2茎，粳米100克。
【用法】取防风、葱白水煎取汁，去渣。先用粳米煮粥，待粥将熟时加入药汁，煮成稀粥服食。
【功效】疏风散寒宣肺。
【主治】佐治肺炎属风寒闭肺者。

## ◎ 麻疹

麻疹是由麻疹病毒所引起的急性呼吸道传染病。主要症状有发热、上呼吸道炎、眼结膜炎等。以皮肤出现红色斑丘疹和颊黏膜上有麻疹黏膜斑为其特征。麻疹传染性极强，人类为唯一自然宿主。急性患者为本病最重要的传染源。多发于冬春两季，小儿多见。

### 升麻葛根汤

【来源】《太平惠民和剂局方》
【配方】升麻、芍药、炙甘草各300克，葛根450克。
【用法】上药共为粗末。每服9克，用水450毫升，煎取300毫升，去滓稍热服，不计时候，每日2～3服，以病去身凉为度。小儿量力服之。
【功效】解肌透疹。

【主治】麻疹初起。症见疹发不出，身热头痛，咳嗽，目赤流泪，口渴，舌红、苔薄而干，脉浮数。

## 红萝卜芫荽汤

【来源】验方

【配方】红萝卜50~100克，芫荽（香菜）30克。

【用法】将红萝卜、芫荽同煎汤。每日2次，适量饮服。

【功效】清热透疹。

【主治】麻疹疹前期。症见发热，干咳，泪多，畏光，颊黏膜上散布灰白色小点，量少，舌淡红、苔微黄，脉浮数。

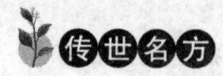

# 第5章 五官科疾病的传世名方

## ◎ 睑缘炎

睑缘炎是指睑缘表面、睫毛毛囊及其腺体组织的亚急性或慢性炎症,是一种常见的慢性外眼病。按其临床特点可分为鳞屑性睑缘炎、溃疡性睑缘炎和眦部睑缘炎3种类型。

中医学称本病为"睑弦赤烂""风弦赤烂""迎风赤烂""烂弦风"等。临床可分为风热偏重型、湿热偏重型、心火上炎型3个证型。①风热偏重型:症见睑缘红赤,睫毛根部有糠皮样脱屑,自觉灼热刺痒,干涩不适。治宜祛风止痒,凉血清热。②湿热偏重型:症见睑缘红赤溃烂,痛痒并作,眵泪胶黏,睫毛成束,或倒睫,睫毛脱落。治宜祛风,清热,祛湿。③心火上炎型:症见眦部睑缘红赤糜烂,灼热刺痒。治宜清心泻火。

### 除湿汤

【来源】《眼科纂要》
【配方】连翘15克,黄连3克,滑石、黄芩各9克,荆芥、防风、茯苓各12克,车前子、枳壳、陈皮、甘草各6克。
【用法】水煎内服,每日1剂,分2次服。
【功效】清热除湿,祛风止痒。
【主治】睑缘炎属湿热偏重型。症见睑弦红赤溃烂,出血、溢脓、眵泪胶黏。

## 第5章 五官科疾病的传世名方

### 黄连解毒汤加味

【来源】《外台秘要》
【配方】黄连、黄柏、黄芩、栀子、车前子、薄荷各15克,蝉蜕、防风各20克。
【用法】取上药加水500毫升煎沸后,先熏后洗,然后热敷,每日2次,每次20分钟。
【功效】泻火解毒,祛风明目。
【主治】睑缘炎属风热偏重型。症见睑缘红肿热痛,痒甚,伴鳞屑痂皮及睫毛脱落。

### 银翘散

【来源】《温病条辨》
【配方】金银花、连翘、荆芥穗、牛蒡子、淡竹叶、芦根各12克,淡豆豉、桔梗各9克,薄荷(后入)、甘草各6克。
【用法】水煎内服,每日1剂,每日2次。
【功效】祛风止痒,清热凉血。
【主治】睑缘炎。症见睑弦红赤干燥而起鳞屑。

### 龙胆汤

【来源】《外治汇要》
【配方】龙胆草、滑石各15克,甘草5克,防风、细辛、川芎各10克。
【用法】将上药加水500毫升,煮沸15分钟后去渣,待温外洗患部。每日洗2～3次,每剂用1日。
【功效】祛风清热,燥湿化瘀。
【主治】睑缘炎属湿热偏重型。症见睑弦红赤、溃烂、结痂,睫毛成束,痒痛并作,眵泪胶黏。

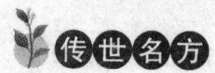传世名方

## 三仁汤

【来源】《温病条辨》

【配方】炒杏仁10克,滑石15克,白通草2克,竹叶、蝉蜕、防风、大黄、桔梗各6克,蒲公英25克。

【用法】取上药加水500毫升煎沸后,取药汁分2次服,每日1剂。

【功效】清利湿热,祛风明目。

【主治】睑缘炎属湿热偏重者。症见睑缘红赤溃烂,痛痒并作,眵泪胶黏,睫毛脱落,苔白不渴,脉弦细而濡。

## 苦参汤

【来源】《中医眼科临床实践》

【配方】苦参12克,五倍子、黄连、防风、荆芥穗、蕤仁、白矾、白菊花各9克。

【用法】将上药加清水600毫升,煎沸5分钟,用纱布过滤,将药液倒入大碗内,待温时,用药棉蘸药水洗患眼部15分钟。每日洗3次,每剂可连洗3日。

【功效】清热渗湿,化腐生肌。

【主治】溃疡性睑缘炎。症见睑缘红赤糜烂,结痂,甚或出脓出血。

## 苦黄汤

【来源】《百病中医熏洗熨擦疗法》

【配方】苦参20克,川黄连6克,川黄柏10克。

【用法】将上药加清水500毫升,煎沸5分钟,过滤取汁,倒入碗内,待温时用药棉蘸药水洗涤眼睑患处,每日洗3次,每剂可用2日。

【加减】痒甚者加花椒3克,以止痒。

【功效】清热,泻火,除湿。

【主治】溃疡性睑缘炎。

【按语】忌烟、酒、辛辣、腥味及其他发物。注意眼部卫生,禁止揉擦。

### 洗烂弦风眼赤肿方

【来源】《中医眼科历代方剂汇编》
【配方】五倍子(炒)、苦参各12克,荆芥、薄荷、黄连各15克,川花椒、白芷、赤芍、川芎、当归、艾叶、陈皮、地骨皮、柴胡、桑叶、朴硝、防风各10克,槐枝24克。
【用法】将上药共煎浓汁、去渣,再入铜绿、轻粉、明矾、硼砂(共为细末)各1.5克,胆矾、青盐(共为细末)各3克。将用过的绣花针7根,投入药汁中,入瓷罐收贮,埋土内7日,退火毒。滤取药汁,露1宿。每次用药汁少许,蒸热,纱布蘸洗眼。
【功效】清热解毒,活血化瘀,祛风止痒。
【主治】鳞屑性睑缘炎。

## ◎ 溃疡性角膜炎

溃疡性角膜炎,又称化脓性角膜炎,是感染性致病因子由外侵入角膜上皮细胞层而引发的炎症。以眼砂白涩疼痛或剧痛,畏光流泪,视物下降为主要表现。

本病属中医学"花翳白陷""凝脂翳"和"蟹睛"等范畴,是一种常见的外眼病。初起畏光,流泪,感到胀痛,生眵,视物不清,眼睑肿胀,或伴头痛,结膜红赤,角膜有点状或片状灰白色,渐则形成溃疡,甚则溃疡穿孔,虹膜脱出。

### 当归四逆汤

【来源】《伤寒论》

**传世名方**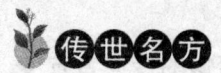

【配方】当归10克,细辛3克,桂枝、白芍、甘草各6克,通草9克,大枣2枚。
【用法】水煎服。每日1剂,分2次服。
【功效】温阳散寒。
【主治】花翳白陷属阳虚寒凝型。症见黑睛生翳溃陷,迁延不愈及四肢不温。

### 新制柴连汤

【来源】《眼科纂要》
【配方】柴胡、蔓荆子、黄芩、赤芍、栀子各10克,木通、荆芥、防风、龙胆草、黄连各6克,甘草3克。
【用法】水煎服,每日1剂,分2次服。
【功效】疏风清热。
【主治】凝脂翳属风热壅盛型。症见黑睛外伤生翳,如覆薄脂。

### 四顺清凉饮子

【来源】《审视瑶函》
【配方】当归、龙胆草、桑白皮、车前子、生地黄、赤芍、枳壳各12克,黄芩、柴胡、羌活、木贼、黄连、熟大黄、防风、川芎各10克,炙甘草6克。
【用法】水煎服,每日1剂,每日2次。
【加减】赤热肿痛严重者,可加犀角(以水牛角代替)、牡丹皮、乳香、没药凉血化瘀;眼眵黄绿,邪毒炽盛者,可加金银花、蒲公英、菊花等清热解毒。
【功效】泻火解毒。
【主治】凝脂翳属热盛腑实型。症见白睛混赤、黑睛凝脂深陷如窟、色黄绿、黄液上冲及全身。

## 第 5 章 五官科疾病的传世名方

### 滋阴退翳汤

【来源】《眼科临床笔记》

【配方】知母、生地黄、玄参、麦冬、刺蒺藜、木贼、青葙子、菟丝子各10克，菊花、蝉蜕各6克，甘草3克。

【用法】水煎服，每日1剂，分2次服。

【功效】扶正祛邪，滋阴退翳。

【主治】凝脂翳后期偏阴虚者。

### 加味修肝散

【来源】《银海精微》

【配方】栀子、薄荷、羌活、荆芥、防风、麻黄、大黄、连翘、黄芩、当归、赤芍、菊花、木贼、桑螵蛸、白蒺藜、川芎、甘草各30克。

【用法】上药为末，每次15克，水煎，入酒温服。

【功效】疏风清热。

【主治】花翳白陷属肺肝风热型。

### 泻肝散

【来源】《银海精微》

【配方】玄参、大黄、黄芩、知母、桔梗、车前子各30克，羌活、龙胆草、当归、芒硝各等份。

【用法】共为末，每次15克，水煎，饭后服之。

【功效】通腑泻热。

【主治】花翳白陷属热炽腑实型。症见翳从四周蔓生，迅速扩展串连，漫掩瞳神。

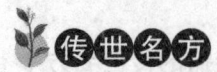

## ◎ 急性传染性结膜炎

急性传染性结膜炎是指球结膜受各种不同的细菌和过滤性病毒感染而引起的，一种传染性较强的眼病。本病全年均可发生，多见于春夏季节，发病急，双眼同时发病或略有先后，以明显的结膜充血及黏膜脓性分泌物为其主要特点。

根据不同的致病原因，可分为细菌性结膜炎和病毒性结膜炎2类。由细菌感染引起的结膜炎，称急性卡他性结膜炎；由病毒感染引起的结膜炎，称急性出血性结膜炎或流行性出血性结膜炎。临床表现为初起时自觉有异物感、烧灼、刺痛及畏光感觉，分泌物增多，细菌性结膜炎常有脓性分泌物，轻度怕光和异物感但不影响视力。儿童患此病后，眼睑红肿比成年人更重，分泌物可带血色、睑结膜上可见灰白色膜，此膜能用棉签擦掉，但易再生。病毒性结膜炎的分泌物为水样或粘液样，球结膜下可有出血，角膜可因细小白点混浊而影响视力，有时还可伴有同侧耳前淋巴结肿大，有压痛。本病主要经接触患者的眼部分泌物传染。

本病属中医学"天行赤眼""天行赤眼暴翳""暴风客热"等范畴。临床可分为疠气外侵型、肺胃积热型、疫热伤络型、肝胆火旺型4个证型。①疠气外侵型：症见结膜充血，黏液性或水性分泌物，涩痒交作，全身症状不明显。治宜疏风，散邪，解毒。②肺胃积热型：症见患眼灼热疼痛，眼睑红肿，结膜显著充血，大量黏液性或脓性分泌物，兼有头痛烦躁，或便秘，尿赤，苔黄脉数。治宜清热，解毒，散邪。③疫热伤络型：眼部症状基本同前，尚见结膜点片状出血，且分泌物多为水样。治宜清热，凉血，散邪。④肝胆火旺型：眼部症状同前且渐轻，无出血，但见角膜线点状浸润，兼见口苦咽干，便秘，苔黄，脉弦数。治宜清肝泻火，退翳散邪。

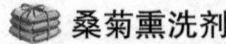

### 桑菊熏洗剂

【来源】《外治汇要》

【配方】桑叶30克，野菊花、银花各10克。
【用法】将上药加水500毫升，浸泡10分钟，文火煎开15分钟。将药液倒入大碗内，先用热气熏眼10分钟，再反复洗患眼5分钟（药凉为止）。每日熏洗3次。
【功效】疏风，清热，解毒。
【主治】急性卡他性结膜炎。

## 银菊夏青汤

【来源】验方
【配方】金银花、大青叶各30克，连翘、夏枯草、白菊花各15克，桑叶、薄荷、蝉蜕、赤芍各10克，甘草6克。
【用法】取上药加水500毫升，煎沸，取药汁分2次服，每日1剂。
【功效】疏风，清热，解毒。
【主治】急性传染性结膜炎属疠气外侵者。症见眼部剧烈刺激，异物感，结膜充血，黏性分泌物，涩痒交作。

## 红眼洗方

【来源】《百病中医熏洗熨擦疗法》
【配方】当归、明矾各6克，花椒9克，川大黄15克，芒硝、菊花各10克。
【用法】将上药除芒硝外加清水煎2次，每次煮沸15分钟。2次共取药汁600毫升，混匀，倒入大碗内，加入芒硝溶化搅匀，用毛巾将碗围之，嘱患者睁目俯碗上，趁热熏目、洗目，每次不少于30分钟，多则更好，不热时可加温洗之。每日1剂，熏洗3次。
【功效】清热散风，消肿止痛。
【主治】急性结膜炎的各种红眼病。

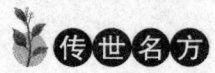

传世名方

### 三花汤

【来源】《百病中医熏洗熨擦疗法》

【配方】金银花15克,蒲公英24克,红花、薄荷、蝉蜕各9克,连翘、白蒺藜、菊花、赤芍各12克,酒军3克。

【用法】将上药加清水1000毫升,煎沸5分钟,取药汁300毫升,分2次内服。将所剩药液倒入大碗内,用毛巾将碗围之,嘱患者睁目俯碗上,趁热熏目、洗目,每次15~30分钟。每日1剂,熏洗3次。

【加减】邪在卫表,可加荆芥、防风;邪入气分、出现里热证者,可加石膏、黄芩;入里,侵犯肝经,可加龙胆草、紫草;邪传脾经,可加栀子、茵陈;热毒旺盛者,可加大青叶、重楼、石膏。

【功效】清热解毒,活血化瘀,消肿止痛。

【主治】急性结膜炎。

### 竹叶汤

【来源】《外台秘要》

【配方】淡竹叶3握,黄连、秦皮各30克,古铜钱14枚,大枣(去核)10枚,栀子15克,车前草(切细)100克。

【用法】将上药共研粗末,加清水3升,煎至1.5升,将药液倒入小盆内,微热洗目(患眼),反复洗之,每次洗30分钟,冷则重暖。每日2次。

【功效】清热解毒,利水消肿。

【主治】流行性出血性结膜炎。

## ◎ 睑腺炎

睑腺炎又名麦粒肿,是指细菌(主要是葡萄球菌)由睑腺开口处进入睫毛根部的皮脂腺或眼睑深部的睑板腺而致的急性化脓性炎症。发生于睫毛、毛囊或周围的皮脂腺者，称为外睑腺炎；发生于睑板腺者，称为内睑腺炎。这是一种普通的眼病，人人可以罹患，多发于青年人，预后较好，无损于视力，但反复或多发者，日后可能影响眼睑外观或功能。临床表现为局部红肿硬结，推之不移。局限于眼睑部，形如麦粒，痒痛并作，继则红肿热痛加剧，拒按，初起多伴有表证，后期多溃破流脓。

中医学称本病为"针眼""偷针""土疳""土疡"等。临床可分为风热外袭型、热毒上攻型、脾胃伏热型3个证型。①风热外袭型：病初起局部微有红肿痒痛，并伴有头痛、发热、全身不适等症状，舌苔薄白，脉浮数。治宜疏风清热。②热毒上攻型：症见眼睑局部红肿，硬结较大，灼热疼痛，伴有口渴喜饮，便秘，溲赤，舌红、苔黄，脉数等。治宜清热，泻火，解毒。③脾胃伏热型：症见麦粒肿反复发作，但诸症不重。治宜清解脾胃伏热。

## 泻黄散

【来源】《小儿药证直诀》
【配方】藿香、山栀子各10克，生石膏20克，防风6克，生甘草3克。
【用法】先取石膏，打碎后加水500毫升同煎，用武火煎沸后，改用文火续煎20分钟。再将其余药加入同煎，每日1剂，每剂煎2次。
【功效】清热泻火，解毒散结。
【主治】睑腺炎属热毒上攻型。症见眼睑面部红肿，硬结较大，疼痛明显。

## 秦皮汤

【来源】《普济方》
【配方】秦皮、黄连（去须）、细辛（去苗叶）各60克，黄柏15克，青盐30克。
【用法】将上药共研末，和匀。每用30克，以水3盏，煎取1.5盏，去渣，趁热洗患眼，洗后避风。每日洗3次。

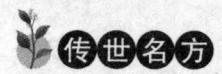

【功效】清热燥湿,消肿止痒。
【主治】内、外睑腺炎。

### 解毒汤

【来源】《百病中医熏洗熨擦疗法》
【配方】野菊花、蒲公英、紫花地丁、肿节风各等份。
【用法】一般共取80克,加清水1000毫升,煎数沸,先取药汁200毫升,每日分2次内服,再将剩余药液倒入碗内,趁热先熏后洗患眼。最后将毛巾浸透,热敷患处。每日1剂,洗2~3次。
【功效】清热解毒,消肿止痛。
【主治】睑腺炎。症见眼睑红肿疼痛。

### 消炎明目方

【来源】《中国中医眼科杂志》
【配方】食盐15克,明矾10克,冰片3克。
【用法】将上药置碗内(大碗),捣细,即冲入沸开水一大碗,拌匀,泡化,澄清后装瓶备用。用时将药液加热至沸,先熏患眼,待温凉后用药棉蘸药液洗患眼,每次洗3~5分钟。每日洗3次。
【功效】清热解毒,消炎明目。
【主治】睑腺炎属热毒上攻型。

### 银蒲解毒汤

【来源】《山东中医杂志》
【配方】金银花、蒲公英各30克,天花粉、黄芩、赤芍、菊花各15克,荆芥穗、白芷、全蝎、甘草各10克。
【用法】将上药加水1升,浸泡1小时后,煎至400毫升,每日服1剂。药渣再加水适量煎煮,滤出药液,分2次用消毒纱布蘸药液湿热敷患眼（重复使用时需再加热）。
【功效】清热解毒，疏风行血，消肿散结。
【主治】睑腺炎属热毒上攻型。症见胞睑局部红肿、硬结较大、灼热疼痛，便秘，溲赤，苔黄，脉数。

### 银翘散

【来源】《温病条辨》
【配方】金银花、连翘、荆芥穗、牛蒡子、淡竹叶、芦根各12克，薄荷、甘草（后入）各6克，淡豆豉、桔梗各9克。
【用法】水煎服，每日1剂，分2次服。
【功效】疏风清热，消肿散结。
【主治】风热客睑型针眼。症见病初起，胞睑局部微红肿痒痛。

### 仙方活命饮

【来源】《校注妇人良方》
【配方】金银花15克、天花粉、甘草各3克，防风10克，白芷、赤芍各12克，陈皮、乳香、没药、皂角、穿山甲各6克，归尾、贝母各9克。
【用法】水煎服，每日1剂，分2次服。
【功效】清热解毒，消肿止痛。
【主治】热毒壅盛型针眼。症见胞睑红肿，硬结较大，灼热疼痛。

## ◎ 白内障

各种原因引起的晶体混浊，统称为白内障。白内障是眼科常见病，也是致盲的主要原因之一。其主要表现是视力逐渐下降，视力下降和晶体混浊的程度有关。初期混浊对视力影响不大，而后渐加重，明显影响视力甚

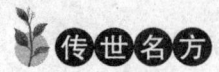

至失明。

本病属中医学"圆翳内障""胎生内障""惊震内障"范畴。根据不同的病因可分为以下4种类型。①老年性白内障：为白内障主要的类型。占白内障患者的80%以上，多在50岁以上老年人中发病，老年退行性改变是其主因。②先天性白内障：出生时已存在晶体混浊，由遗传因素或妊娠早期母亲感染病毒或药物中毒引起。③外伤性白内障：较严重的眼球外伤、穿透性射线、职业性毒物引起晶体损伤导致的白内障。④并发性白内障：因眼病或全身病引起的晶体混浊，如葡萄膜炎、青光眼、糖尿病等均可并发白内障。

### 杞菊地黄丸

【来源】《医级》
【配方】生地黄、山药、山茱萸、茯苓、泽泻、牡丹皮、枸杞子、菊花各等份。
【用法】将上药研末，炼蜜为丸。每服6～9克，温开水送下。
【功效】补益肝肾，退翳明目。
【主治】肝肾两亏所致的视物模糊，晶珠混浊，伴头晕耳鸣，腰膝酸软等。

### 补中益气汤

【来源】《脾胃论》
【配方】黄芪24克，白术、当归各15克，人参、升麻、柴胡各12克，陈皮、甘草各6克。
【用法】水煎服，每日1剂，分2次服。
【功效】补脾益气，退翳明目。
【主治】脾虚气弱所致的视物昏花，晶珠混浊，神疲倦怠、肢体乏力、面色萎黄、食少便溏。

## 石决明散

【来源】《普济方》

【配方】石决明、决明子各30克，赤芍、青葙子、麦冬、栀子、木贼、大黄各15克，羌活3克，荆芥6克。

【用法】上为末，每次6克，每日3次。或水煎服，每日1剂，分2次服。

【功效】清热平肝。

【主治】肝热上扰所致的头疼目涩，晶珠混浊，眵泪毛躁，口苦咽干，脉弦数。

## 甘露饮

【来源】《太平惠民和剂局方》

【配方】生地黄、熟地黄、石斛、黄芩、茵陈、枳壳各9克，天冬、麦冬、枸杞子各12克，枇杷叶24克，甘草6克。

【用法】水煎服，每日1剂，分2次服。

【功效】滋阴清热，宽中利湿。

【主治】圆翳内障属阴虚夹湿热型。症见目涩视昏，烦热口臭，大便不畅，舌红、苔黄腻。

## 磁朱丸

【来源】《备急千金要方》

【配方】神曲120克，磁石60克，朱砂30克。

【用法】上药为末，炼蜜为丸，如梧桐子大。每服3丸，每日3服。

【功效】重镇安神，潜阳明目。

【主治】肾阳不足，心肾失调，水火不交所致的圆翳内障。症见目昏、头晕、耳鸣、心悸、失眠等。

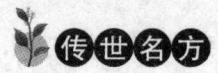
传世名方

### 肾气丸

【来源】《金匮要略》

【配方】生地黄128克，山药、山茱萸各64克，茯苓、泽泻、牡丹皮各48克，桂枝、炮附子各10克。

【用法】上8味，为末，炼蜜和丸，如梧桐子大。每服15丸，用酒送下，加至20丸，每日2次。

【功效】温补肾气。

【主治】因肾气不足所致的圆翳内障和惊震内障。症见视物模糊、头晕耳鸣、腰膝酸软、舌淡脉细，或面白畏冷、小便清长等。

### 启明汤

【来源】验方

【配方】熟地黄、山药、枸杞子、菊花、蝉蜕各12克，泽泻、茯苓、丹皮各6克，黄芪18克，山茱萸、石决明各9克，木贼10克。

【用法】取上药加水500毫升，煎取药汁。每日1剂，分2次服。

【功效】补益肝肾，明目。

【主治】老年性白内障属肝肾亏虚者。症见晶珠混浊，视物昏蒙，头晕耳鸣、失眠多梦，腰膝酸软，舌红、苔薄，脉细。

## ◎ 青光眼

　　青光眼是一种以眼压增高伴视神经损害、视野缺损为特征的眼病，是我国主要致盲眼病之一。世界上约20%的盲人为青光眼所致。至今病因不明。本病多为双眼同时或先后患病，临床表现以眼无明显不适，或头眼胀痛，眼珠变硬，瞳孔散大，视力严重减退、视野渐窄，终致失明为主要特征。青光眼的种类主要有4种：先天性青光眼、原发性青光眼、继发性青光眼、混合型青光眼。

本病属中医学"绿风内障""青风内障"范畴。临床常见有风火攻目型、痰火上扰型、气郁化火型、阴虚风动型、肝肾两亏型5个证型。①风火攻目型：症见发病急剧，剧烈眼痛及同侧头痛，视力骤降，混合充血，角膜雾状混浊，瞳孔散大，眼压明显升高，全身伴恶心呕吐，发热寒战，舌质红、苔黄，脉弦数。治宜清热泻火，凉肝息风。②痰火上扰型：起病急骤，头眼剧痛诸症与风火攻目者同，常伴身热面赤，眩晕，恶心呕吐，舌质红、苔黄腻，脉滑数。治宜降火逐痰，平肝息风。③气郁化火型：眼部主症具备，全身尚有情志不舒，胸闷嗳气，呕吐泛恶，口苦，舌红、苔黄，脉弦数。治宜疏肝清热，降逆和胃。④阴虚风动型：症见劳倦后眼症加重，头眩眼胀，视物昏朦，虹视，五心烦热，舌红、少苔，脉细数。治宜滋阴降火，柔肝息风。⑤肝肾两亏型：症见病久视力渐降，视野明显缩小，眼压持续升高，视乳头凹陷加深扩大，色苍白，全身症见头晕耳鸣，腰膝酸软，精神倦怠，舌淡、苔薄，脉细无力。治宜补益肝肾，降压明目。

## 五苓散

【来源】《伤寒论》

【配方】茯苓、猪苓各9克，泽泻12克，白术、桂枝各6克。

【用法】取上药加水500毫升，煎沸，取药汁分2次服，每日1剂。

【功效】温肾通阳，化气利水。

【主治】慢性青光眼属肝肾亏虚者。症见眼压升高，视乳头凹陷扩大，色苍白，视野缺损。

## 黄连温胆汤

【来源】《六因条辨》

【配方】黄连、法半夏、陈皮各9克，茯苓15克，枳壳、竹茹各12克，甘草6克。

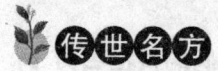

【用法】水煎服，每日1剂，分2次服。

【功效】清热化痰，开窍明目。

【主治】痰热升扰之青风内障。

### 丹栀逍遥散

【来源】《妇人良方》

【配方】炒白芍、炒当归、茯苓各9克，柴胡、白术、牡丹皮、焦栀子各6克，薄荷、甘草各5克，煨姜3片。

【用法】水煎服，每日1剂，分2次服。

【功效】清热疏肝，开窍明目。

【主治】气郁化火、气火上逆所致青风内障。

### 阿胶鸡子黄汤

【来源】《通俗伤寒论》

【配方】陈阿胶（烊冲）、钩藤、炙甘草各6克，生白芍、络石藤各9克，石决明15克，鸡子黄2枚，生地黄、茯神、生牡蛎各12克。

【用法】除阿胶、鸡子黄外，用水煎汁去渣，纳胶烊尽，再入鸡子黄，搅令相得，温服。每日1剂，分2次服。

【功效】滋阴降火，柔肝息风。

【主治】阴虚风动所致青风内障。

### 加减驻景丸

【来源】《银海精微》

【配方】车前子、枸杞子、五味子各90克，当归、熟地黄各60克，川椒、褚实子各30克，菟丝子250克。

【用法】水煎服，每日1剂，分2次服。

【功效】补益肝肾。

【主治】肝肾亏虚所致青风内障。

## 将军定痛丸

【来源】《审视瑶函》
【配方】黄芩21克，僵蚕、陈皮、天麻、桔梗各15克，青礞石、白芷各6克，薄荷9克，大黄（酒蒸，焙干）60克，半夏30克。
【用法】上为细末，水为丸，绿豆大。每服6克，食后临卧清茶吞之。
【功效】降火逐痰，平肝息风。
【主治】痰火郁结之绿风内障。症见起病急骤，头眼剧痛、视力急降、白睛混赤、黑睛呈雾状混浊、瞳神散大、瞳内呈淡绿色、眼珠变硬等。

## 茯苓合剂

【来源】验方
【配方】茯苓15克，当归9克，半夏12克。
【用法】取上药加水300毫升，武火煎煮浓缩成10毫升口服，每日1剂。
【功效】利水活血，降压和胃。
【主治】青光眼。眼部主症具备，全身症状不明显者。

# ◎ 虹膜睫状体炎

虹膜睫状体炎是指因虹膜、睫状体炎症所引起的，以眼部红赤、疼痛、房水混浊、瞳孔缩小、展缩失灵为主要特征的眼病，是常见眼病之一。属于前部葡萄膜炎。本病多合并有风湿性疾病，也可因结核、糖尿病、外伤及手术等引起。

本病属中医学"瞳神紧小""瞳神干缺"范畴。瞳神失去正常展缩功

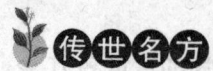

能,持续缩小,甚至缩小如针孔,称瞳神紧小,相当于急性虹膜睫状体炎;瞳神失去正圆,边缘参差不齐,黄仁干枯不荣,称瞳神干缺,相当于慢性虹膜睫状体炎。

### 新制柴连汤

【来源】《眼科纂要》
【配方】柴胡、黄芩、赤芍、蔓荆子、栀子各10克,木通、荆芥、防风、龙胆草、黄连各6克,甘草3克。
【用法】水煎服,每日1剂,分2次服。
【功效】疏风清热。
【主治】肝经风热型瞳神紧小。

### 龙胆泻肝汤

【来源】《医方集解》
【配方】龙胆草、泽泻、当归、生地黄、柴胡各12克,栀子18克,黄芩、车前子各9克,木通、甘草各6克。
【用法】水煎服,每日1剂,分2次服。
【功效】清泻肝胆,通腑泻热。
【主治】肝胆火炽型瞳神紧小。

### 抑阳酒连散

【来源】《原机启微》
【配方】生地黄、独活、黄柏、防风、知母、防己各9克,蔓荆子、前胡、羌活、白芷各12克,黄芩、寒水石、栀子、黄连各15克,生甘草6克。
【用法】水煎服,每日1剂,每日2次。
【功效】祛风除湿清热。

【主治】风湿热邪攻目，清阳不升，湿浊上犯，病势缠绵，易反复发作的瞳神紧小。

## 知柏地黄丸

【来源】《医宗金鉴》
【配方】知母18克，黄柏15克，熟地黄24克，山药、山茱萸各12克，茯苓、泽泻、牡丹皮各9克。
【用法】水煎服，每日1剂，每日2次。
【功效】滋阴降火。
【主治】瞳神紧小属久病耗伤真阴，虚火上炎者。病势较缓，局部症状不重。

## 当归散

【来源】《银海精微》
【配方】当归24克，生地黄18克，赤芍药15克，川芎12克，甘草、木贼、大黄各6克，黄芩、栀子、菊花、白蒺藜各9克。
【用法】水煎服，每日1剂，分2次服。
【功效】清肝泻热，活血化瘀。
【主治】外伤复感风热引起的瞳神紧小。

## 还阴救苦汤

【来源】《原机启微》
【配方】升麻、苍术、炙甘草、柴胡、防风、羌活、桔梗、黄连、黄芩、黄柏、知母、生地黄、连翘、龙胆草各15克，细辛6克，藁本12克，川芎30克，红花3克，归尾21克。
【用法】水煎服，每日1剂，每日2次。
【功效】泻火解毒，凉血散结。

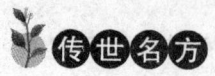

【主治】肝经风热、热毒所致的瞳神紧小。

## ◎急性鼻炎

急性鼻炎是鼻腔黏膜的急性感染性炎症，多发于春秋季节。临床以鼻塞、喷嚏、流鼻涕为特征。临床表现为初起鼻腔内、鼻咽部及咽部有干燥及痒感或烧灼感，鼻黏膜刺激感，打喷嚏、鼻塞并逐渐加重，早期从无涕转变为大量清水样涕，并伴有全身不适、低热；中期鼻塞加重，鼻涕增多且呈黏液性；后期，鼻涕变成脓性，不易擤出，鼻塞更为严重。如无并发症出现，本病病程为7～10天，各种临床表现逐渐减轻至消失。

中医称本病为"伤风鼻塞"。临床可分为风寒外袭、风热外犯2个证型。①风寒外袭型：症见鼻塞，遇寒加重，鼻涕清稀，量多，伴恶寒、发热，头痛，舌淡红、苔薄白，脉浮紧。治宜辛温解表，散寒通窍。②风热外犯型：症见鼻塞较重，鼻流黏稠黄涕，鼻痒气热，喷嚏时作，发热，头痛，微恶风，口渴，咽痛，咳嗽痰黄，舌质红、苔薄黄，脉浮数。治宜疏风清热，宣肺通窍。

### 葱豉汤

【来源】《肘后备急方》
【配方】葱白10克，豆豉15克。
【用法】取上药加水300毫升同煎，用武火煎沸，药汁1次服完，每日1剂。
【功效】祛风，散寒，通窍。
【主治】伤风鼻塞属风寒外袭型。症见鼻塞，温寒加重，鼻涕清稀，量多。

### 浮萍汤

【来源】《中医耳鼻喉科学》（王德鉴方）

【配方】浮萍、西河柳各15克。
【用法】取上药加水300毫升同煎,用武火煎沸,药汁1次服完,每日1剂。
【主治】伤风鼻塞属风热外犯型。症见鼻塞,流涕黏稠,色黄或白,发热,微恶寒。

## ◎ 慢性鼻炎

慢性鼻炎是鼻腔黏膜和黏膜下层的慢性炎症性疾病。临床表现以一侧或两侧鼻腔通气不良,反复发生或经久不愈,鼻腔黏膜肿胀、分泌物增多、无明确致病微生物感染、病程反复发作为特征。本病分成慢性单纯性鼻炎和慢性肥厚性鼻炎2种类型。

中医称本病为"鼻窒"。认为本病多因正气虚弱,伤风鼻塞反复发作,余邪未清而致。

### 黄芩汤

【来源】《医宗金鉴》
【配方】黄芩、荆芥、赤芍、麦冬各12克,栀子、桑白皮、连翘各15克,薄荷、桔梗、甘草各6克。
【用法】水煎服,每日1剂,分2次服。
【功效】清热散邪,宣肺通窍。
【主治】肺经蕴热、壅塞鼻窍,鼻甲肿胀、鼻塞、涕黄量少、鼻气灼热。

### 温肺止流丹

【来源】《辨证录》
【配方】人参12克,诃子、甘草各6克,桔梗18克,鱼脑石(煅过存性)15克,荆芥9克,细辛35克。

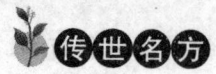
## 传世名方

【用法】上药研末,糊丸,每次服5克,每日2次。
【功效】温补肺气,散寒通窍。
【主治】鼻窒属肺气虚寒者。症见鼻塞不通,鼻涕白浊,遇风寒加重。

### 通窍活血汤

【来源】《医林改错》
【配方】桃仁、赤芍、川芎各12克,红花、生姜各9克,老葱3根,大枣5枚,麝香0.3克,黄酒250克。
【用法】将前7味煎1盅,去滓,将麝香入酒内再煎二沸,临卧服。
【功效】行气活血,化瘀通窍。
【主治】邪毒久留,血瘀鼻窍所致鼻塞较甚或持续不减,语声重浊或有头胀头痛,嗅觉减退等。

### 苍耳散

【来源】《济生方》
【配方】苍耳子7.5克,辛夷15克,白芷30克,薄荷1.5克。
【用法】将上药晒干,研为粗末,每次取6克,食后用葱茶调服。亦可以原药不研末,水煎服,每日1剂。
【功效】疏风散热,宣肺通窍。
【主治】风热外袭,肺气失宣,而致鼻窒。

### 川芎茶调散

【来源】《太平惠民和剂局方》
【配方】薄荷12克,川芎、荆芥、白芷、羌活、炙甘草各6克,防风9克,细辛3克。
【用法】将上药研末。每次取6克,食后用清茶调下,每日2次。亦可不研末,水煎服,每日1剂。

【功效】疏风散邪，通络止痛。

【主治】风邪外袭，肺气失宣而致鼻塞、涕多之鼻窒。

## 防风散

【来源】《世医得效方》

【配方】防风、羌活各15克，薄荷、大黄、甘草各6克，当归、栀子、川芎各10克，蝉蜕9克。

【用法】将上药共研为粗末。每次取12克，加灯心100厘米，竹叶10片，水煎服。每日2次。或可不研末，水煎服，每日1剂。

【功效】疏风清热，消肿通窍。

【主治】风热外袭，引动肺胃内热，上灼鼻窍而致鼻窒症。症见鼻部疼痛或鼻涕量多，发热、便秘。

## 升降散

【来源】《伤寒瘟疫条辨》

【配方】白僵蚕15克，蝉蜕9克，姜黄12克，生大黄9克。

【用法】将上药共研细末，和匀。每次用6克，用黄酒、蜂蜜调匀冷服，每日2~3次。亦可不研末，水煎服，每日1剂，分2次服。

【功效】升清降浊，散风清热。

【主治】外感风热，引动阳明内热，上灼鼻窍而致鼻窒。

## 辛夷散

【来源】《济生方》

【配方】辛夷仁、细辛、藁本、升麻、川芎、防风、羌活、甘草、白芷各等份。

【用法】上为细末。每服6克，食后用清茶调服。每日2次。

【功效】疏风散寒，通窍。

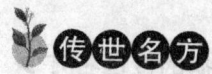
传世名方

【主治】肺虚,风寒湿邪外袭,鼻内壅塞,涕出不已,气息不通或不闻香臭。

### 清燥救肺汤

【来源】《医门法律》
【配方】桑叶19克,甘草3克,煅石膏、人参、麦门冬、胡麻仁、阿胶各9克,杏仁15克,枇杷叶1片。
【用法】水煎服,每日1剂。分2次温服。
【功效】清燥润肺,宣肺散邪。
【主治】肺津不足、燥热伤肺而致鼻窒。症见鼻中干燥,灼热疼痛,涕痂带血。

### 百合固金汤

【来源】《医方集解》
【配方】熟地黄、生地黄、当归身各18克,白芍、甘草各9克,桔梗、玄参各12克,贝母、麦冬、百合各15克。
【用法】水煎服,每日1剂。分2次温服。
【功效】滋养肺肾,生津润燥。
【主治】肺肾阴虚所致鼻窒。症见鼻干较甚,鼻衄,嗅觉减退,咽干燥。

## ◎ 鼻窦炎

鼻窦炎是一种常见疾病,临床表现以鼻塞、多脓涕、头痛为特征。包括急性、慢性2种。急性化脓性鼻窦炎是鼻腔黏膜的急性化脓性炎症,其反复发作未彻底治疗可转化为慢性。

中医称本病为"鼻渊",可分为实证鼻渊和虚证鼻渊。临床有肺经风热型、胆经郁热型、脾胃湿热型、肺脾气虚型4个证型。①肺经风热型：多见于发病初期，或慢性鼻渊因外感而急性发作。鼻塞，涕多色白或微黄，头痛，咳嗽，咯痰。鼻黏膜充血，鼻甲肿大，舌苔薄白，脉浮数。治宜疏风清热，芳香通窍。②胆经郁热型：多见于急性鼻渊，或慢性鼻渊急性发作。鼻塞，头痛较甚，涕多色黄或浊，身热，口渴，大便干燥，鼻黏膜充血明显，肿胀，鼻腔内可见较多脓性分泌物，舌红、苔黄腻，脉弦数。治宜清泻胆热，利湿通窍。③脾胃湿热型：多见于急性鼻渊后期。鼻塞流涕缠绵不愈，伴头昏，食欲不振，大便溏薄，鼻黏膜充血肿胀，鼻腔内可见较多黄浊分泌物，舌苔黄腻，脉濡数。治宜清脾泻热，利湿祛浊。④肺脾气虚型：多见于慢性鼻渊。鼻塞，头昏，记忆力减退，鼻涕混浊，时多时少，少气乏力，大便溏薄，鼻黏膜不充血，但肿胀，并有黏性或脓性分泌物，舌淡、苔白，脉细弱。治宜温补肺气，疏散风寒。

## 二陈汤

【来源】《太平惠民和剂局方》

【配方】橘红15克，白茯苓12克，半夏、甘草各6克。

【用法】水煎服，每日1剂，分2次服。

【功效】宣肺化痰，祛浊通窍。

【主治】痰浊阻肺，鼻流白黏涕，量多，鼻塞，头昏。

## 辛夷清肺饮

【来源】《医宗金鉴》

【配方】辛夷花9克，石膏24克，知母15克，生甘草、黄芩各6克，栀子、枇杷叶、升麻、百合、麦冬各12克。

【用法】水煎服，每日1剂，分2次服。

【功效】宣肺清热，解郁通窍。

【主治】肺经蕴热，涕黄量少，鼻塞，鼻肌膜红肿，中鼻道有脓涕，可有头痛、咽痒、咳嗽、吐少量黄痰等。

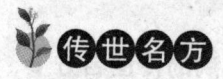

## 温肺止流丹

【来源】《辨证录》

【配方】诃子、甘草各3克,桔梗9克,鱼脑骨(煅过存性)15克,荆芥、细辛、人参各1.5克。

【用法】将上药研细末,糊丸,每次服5克,每日2次。

【功效】温补肺脏,散寒通窍。

【主治】肺气虚寒间歇性鼻塞。鼻涕黏白,嗅觉减退,头昏头胀。

## 参苓白术散

【来源】《太平惠民和剂局方》

【配方】炒扁豆24克,人参、白术、茯苓、怀山药各12克,陈皮、莲子肉、薏苡仁各9克,砂仁3克,桔梗、炙甘草各6克。

【用法】水煎服,每日1剂,分2次服。

【功效】健脾利湿,益气通窍。

【主治】脾气虚弱,鼻涕白黏或黄稠,量多,头昏重,嗅觉减退,鼻塞较重。

## 肾气丸

【来源】《济生方》

【配方】熟地黄24克,炒山药、山茱萸、泽泻、茯苓各12克,牡丹皮15克,炮附子6克,官桂、川牛膝、车前子各9克。

【用法】水煎服,每日1剂,每日2次。

【功效】温补肾阳,散寒通窍。

【主治】肾阳虚衰,鼻涕清稀,量多不止,鼻塞,嗅觉减退,鼻痒,喷嚏时作,每遇风冷则症状加重。

## 通窍活血汤

【来源】《医林改错》

【配方】桃仁12克，红花、生姜各9克，赤芍、川芎各12克，老葱3根，大枣5枚，麝香0.3克，黄酒250毫升。

【用法】将前7味煎1盅，去滓，将麝香入酒内再煎二沸，临卧服。

【功效】活血化瘀，解毒除渊。

【主治】气血瘀阻，鼻涕白黏或黄稠，鼻塞较甚，头昏沉闷痛，痛无定时，迁延不愈。

## 取渊汤

【来源】《辨证录》

【配方】辛夷6克，柴胡12克，栀子9克，当归、玄参、贝母各30克。

【用法】水煎服，每日1剂。分2次服。

【功效】清肝活血通窍。

【主治】鼻渊属肝胆火热者。症见鼻塞不通，鼻流浊涕。

## 鼻渊汤

【来源】验方

【配方】辛夷6克，柴胡3克，当归、枸杞子、贝母各10克。

【用法】取上药加水800毫升同煎，先用武火煎沸后，改用文火续煎30分钟，药汁1次服完，每日1剂。

【功效】清肝，活血，通窍。

【主治】急慢性鼻窦炎属肝胆火热者，多见于急性鼻渊，或慢性鼻渊急性发作。症见鼻塞不通，头痛较甚，涕多色黄或浊。身热，口干口苦，大便干燥。鼻黏膜充血明显，肿胀，鼻腔内可见较多脓性分泌物，舌红、苔黄腻，脉弦数。

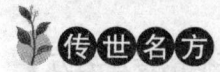

## ◎ 鼻出血

鼻出血是耳鼻咽喉科临床常见症状之一，可单纯由鼻腔、鼻窦疾病引起，也可由某些全身性疾病所致，以前者为多见。可单侧出血，亦可双侧出血，表现为间歇性反复出血或持续性出血。轻者鼻涕带血，重者可大量出血而休克，反复出血可导致贫血。

中医学将本病称为"鼻衄"，古人根据病因和症状不同尚有不同的命名，如伤寒鼻衄、时气鼻衄、虚劳鼻衄、经行鼻衄、红汗、鼻洪、鼻大衄等。

### 桑菊饮

【来源】《温病条辨》
【配方】桑叶18克，菊花15克，桔梗、连翘、杏仁各9克，芦根12克，薄荷、甘草各6克。
【用法】水煎服，每日1剂，分2次服。
【功效】疏风清热，凉血止血。
【主治】外感风热或燥热之邪犯肺，邪热循经上壅鼻窍，热伤阳络所致鼻衄。

### 凉膈散

【来源】《太平惠民和剂局方》
【配方】川大黄、朴硝、甘草各600克，山栀子、薄荷叶、黄芩各300克，连翘1.2千克。
【用法】上药共研为粗末。每服6克，水300毫升，入竹叶7片，蜜少许，煎至210毫升，食后温服。小儿可服1.5克。分2次服。
【功效】清胃泻火，凉血止血。
【主治】胃平素有积热或过食辛燥，胃热炽盛，循经上炎，损伤鼻中阳络，血液妄行，由鼻而出，发为鼻衄。

## 龙胆泻肝汤

【来源】《医方集解》

【配方】龙胆草、泽泻、当归、生地黄、柴胡各12克,栀子18克,黄芩、车前子各9克,木通、甘草各6克。

【用法】水煎服,每日1剂,分2次服。

【功效】清肝泻火,凉血止血。

【主治】情志不遂,肝郁化火或暴怒伤肝,肝火上逆,蒸迫鼻窍,血随火动,血溢脉外,发为鼻衄。

## 泻心汤

【来源】《金匮要略》

【配方】黄连9克,黄芩12克,大黄6克。

【用法】水煎服,每日1剂,分2次服。

【功效】清心泻火,凉血止血。

【主治】五志过极,心火亢盛,迫血妄行,鼻血外涌,发为鼻衄。

## 知柏地黄汤

【来源】《医宗金鉴》

【配方】熟地黄24克,知母18克,黄柏15克,山药、山茱萸各12克,茯苓、泽泻、牡丹皮各9克。

【用法】水煎服,每日1剂,分2次服。

【功效】滋阴降火,凉血止血。

【主治】阴虚火旺,虚火上炎,血液升腾溢于鼻窍,发为鼻衄。

## 归脾汤

【来源】《济生方》

【配方】人参、白术、茯神、黄芪各12克,炙甘草6克,龙眼肉、酸枣仁、

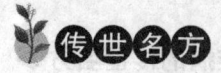

木香各9克。
【用法】水煎服，每日1剂，分2次服。
【功效】健脾益气，摄血止血。
【主治】脾不统血，脾气虚弱，气不摄血，血不循经，溢于脉道，发为鼻衄。

### 泻白散

【来源】《小儿药证直诀》
【配方】地骨皮、桑白皮各30克，甘草3克，粳米50克。
【用法】上药锉散，以水300毫升，煎至200毫升，饭前服。每日1剂。
【功效】清肺泻热，止血。
【主治】肺热上灼，鼻窍阳络受损而致鼻衄，伴咳嗽、痰黄、舌红，脉数等。

### 茜根散

【来源】《重订严氏济生方》
【配方】茜草根、黄芩、蛤粉炒阿胶、侧柏叶、生地黄各30克，炙甘草15克。
【用法】上药为末，每次取12克，以水250毫升，加生姜2片，煎至170毫升，去渣温服。每日2次。
【功效】清热凉血，止血。
【主治】血分有热，血液妄行而成鼻衄。

### 独圣汤

【来源】《圣济总录》
【配方】黄芩150克。
【用法】将黄芩细锉如麻豆大。每服21克，用水300毫升，煎至150毫升，去渣温服。

【功效】清热止血。

【主治】血热妄行所致鼻衄。

### 🎀 茜梅丸

【来源】《普济本事方》

【配方】茜草根、艾叶各30克,乌梅肉15克。

【用法】上药研细末,炼蜜为丸,如梧桐子大。每次服6克,乌梅汤下,每日2次。

【功效】凉血止血。

【主治】鼻衄量不多,血色鲜红者。

### 🎀 四生丸

【来源】《妇人大全良方》

【配方】生荷叶、生艾叶、生柏叶、生地黄各等份。

【用法】将上药捣烂,制成丸剂。每丸20克,每次取1丸,温服。每日2次。

【功效】凉血止血。

【主治】血热妄行所致的鼻衄。症见血色鲜红,口干咽燥,舌红或绛,脉弦数有力。

### 🎀 莱菔饮

【来源】《杨氏家藏方》

【配方】白萝卜。

【用法】捣取萝卜汁150毫升,加盐3克调匀,顿服,每日2次。

【功效】清热止血。

【主治】鼻衄属肺经热甚型。症见鼻衄点滴渗出,量不多,血色鲜红。

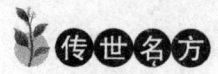

## ◎ 咽喉炎

咽喉炎属上呼吸道疾病，指咽部黏膜和淋巴组织的炎性病变。常由受凉、劳累等诱发，以细菌、病毒侵犯咽喉部的黏膜而引起。主要症状为咽痛咽痒、吞咽困难、发热、声音嘶哑，轻则声音低、毛糙，重则失音。根据发病的时间和症状的不同，可分为急性咽炎和慢性咽炎。

本病属中医学"喉痹""喉喑"范畴。喉痹原指咽部肿胀，闭塞不通，又称喉闭。现代中医耳鼻咽喉科把喉痹范围缩小，专指以咽部红肿疼痛，或微红而咽痒、干燥等症状为主的疾病。喉喑是指以声音嘶哑为主要症状的喉部疾病。

### 少阴甘桔汤

【来源】《外科正宗》
【配方】桔梗6克，甘草3克，陈皮、川芎、黄芩、柴胡、玄参各1.8克，羌活、升麻各1.2克。
【用法】用水400毫升，加葱白1根，煎取320毫升，温服。每日2剂。
【功效】养阴清热，凉血利咽。
【主治】肾虚而虚火上灼咽喉，经脉气血不畅乃至喉痹。症见咽痛手足心热、头晕、脉细数。

### 射干汤

【来源】《外台秘要》
【配方】当归6克，白芷9克，升麻、射干、炙甘草、杏仁各3克，犀角屑（现以水牛角屑代替）0.05克。
【用法】前6味水煎服，水牛角屑另冲服，每日1剂。
【功效】活血清火，解毒利咽。
【主治】热郁肺经、血脉气血阻滞之喉痹。

## 鼠粘子解毒汤

【来源】《医宗金鉴》

【配方】鼠粘子、桔梗、青皮、升麻、黄芩、天花粉、生甘草、玄参、栀子、黄连、连翘、葛根、炒白术、防风、生地黄各等份。

【用法】上药为粗末,每次取10克,开水调服。每日2次。

【功效】清热解毒,利咽消肿。

【主治】急性喉痹或慢性喉痹受风热侵袭而复发者。

## 润喉散

【来源】《丹溪治法心要》

【配方】桔梗7.5克,甘草3克,蚤休12克,香附9克,百药煎4.5克。

【用法】将上药制成细末,用时取0.1~3克,吹撒咽部。每日3~5次。

【功效】理气化痰,解毒利咽。

【主治】痰气交阻而致喉痹。症见咽痛而胸胁胀闷不舒。

## 玄参解毒汤

【来源】《外科正宗》

【配方】玄参、山栀、黄芩、甘草、桔梗、葛根、生地黄、荆芥各3克,淡竹叶、灯心各20克。

【用法】前8味用水400毫升,加淡竹叶、灯心,煎至320毫升,食后服。每日1剂。

【功效】养阴生津,清热利咽。

【主治】肺胃有热、阴津受伤之喉痹。症见咽干口渴,喜冷饮,小便黄赤,大便偏干。

## 甘露消毒丹

【来源】《医效秘传》

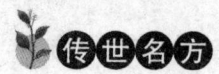

【配方】飞滑石45克，黄芩300克，茵陈330克，石菖蒲180克，木通、川贝母各150克，藿香、连翘、白豆蔻、薄荷、射干各120克。
【用法】上药研末，和匀。每次服9克，开水调服，每日2次。或以神曲糊为丸，每次服9克，开水送服，每日2次。
【功效】清热利湿，化浊解毒。
【主治】暑热或暑湿外侵而致喉痹。症见咽痛，头痛，头昏如裹，食欲不振，咽黏膜肿胀，舌苔黄腻等。

## 启膈散

【来源】《医学心悟》
【配方】沙参、丹参各9克，茯苓3克，川贝母4.5克，砂仁壳1.2克，荷叶蒂2个，郁金、杵头糠各1.5克。
【用法】水煎服，每日1剂。
【功效】润燥化痰利咽。
【主治】阴虚肺燥、兼挟痰浊所致虚火喉痹。症见咽部干涩疼痛，或有灼热感，饮不能解，咽喉痰多，舌苔微腻等。

## 加味甘桔汤

【来源】《医学心悟》
【配方】炙甘草9克，桔梗、荆芥、炒牛蒡子、浙贝母各4.5克，薄荷（后下）0.9克。
【用法】水煎服，每日1剂。
【功效】疏风清热，化痰利咽。
【主治】风热喉痹。症见咽痛而燥，恶寒发热，口微渴，舌苔薄白，脉浮数。

## 桔梗汤

【来源】《伤寒论》
【配方】桔梗6克,甘草3克。
【用法】取上药加水500毫升同煎,先用武火煎沸后,改用文火续煎30分钟,药汁1次服完,每日1剂。
【功效】宣肺利咽,清热解毒。
【主治】急性咽炎属风热外袭型。症见咽痛,口微渴,发热,微恶寒,咽部轻度充血,水肿,舌边尖红、苔薄白,脉浮数。

## 甘桔元射汤

【来源】《四圣悬枢》
【配方】甘草、桔梗各6克,玄参、射干各3克。
【用法】取上药加水800毫升同煎,先用武火煎沸后,改用文火续煎30分钟,药汁1次服完,每日1剂。
【功效】养阴清热,利咽开音。
【主治】急性咽炎属风热外袭型,伴有伤阴者。症见咽痛,口干,发热,微恶寒,声音嘶哑,咽部轻度充血等。

## 调味承气汤

【来源】《伤寒论》
【配方】大黄、芒硝各12克,炙甘草6克。
【用法】取前2味药加水500毫升同煎,先用武火煎沸后,去渣,加入芒硝,改用微火煎沸,药汁1次服完,每日1剂。
【功效】泻热解毒,利咽消肿。
【主治】急性咽炎属肺胃实热型。症见咽痛较剧,口渴多饮,咳嗽,痰黏稠,发热,大便偏干,小便短黄。咽部充血较甚,舌红、苔黄,脉数有力。

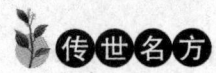
**传世名方**

### 利咽散

【来源】《疡医大全》

【配方】山豆根、桔梗各6克,甘草3克,玄参10克,绿豆20克。

【用法】取上药加水800毫升同煎,先用武火煎沸后,改用文火续煎30分钟,药汁1次服完,每日1剂。

【功效】清热养阴,解毒利咽。

【主治】急性咽炎属风热外袭型,伴有伤阴者。症见咽痛,口干,发热,咽部轻度充血等。

### 滋阴利咽汤

【来源】《滋阴利咽汤治疗慢性咽炎》(许风祥方)

【配方】玄参、麦冬、野菊花各9克,胖大海、甘草各6克。

【用法】取上药加水500毫升同煎,先用武火煎沸后,改用文火续煎30分钟,药汁1次服完,每日1剂。

【功效】滋阴利咽。

【主治】慢性咽炎属阴虚肺燥型。症见咽喉干疼、灼热,多言之后症状加重,频频求饮,而饮量不多,午后及黄昏时症状明显。咽部充血呈暗红色,黏膜干燥或有萎缩,或有淋巴滤泡增生,舌红、苔薄,脉细数。

## ◎ 急性扁桃体炎

急性扁桃体炎是腭扁桃体的一种非特异性急性炎症,常伴有一定程度的咽黏膜及咽淋巴组织的急性炎症。临床表现可为恶寒、高热(可达39~40℃,尤其是幼儿可因高热而抽搐)、呕吐或昏睡、食欲不振、便秘及全身酸困等。局部咽痛明显,吞咽时尤甚,剧烈者可放射至耳部,幼

# 第5章 五官科疾病的传世名方

儿常因不能吞咽而哭闹不安。儿童若因扁桃体肥大影响呼吸时可妨碍其睡眠，夜间常惊醒不安。主要致病菌为乙型溶血性链球菌、葡萄球菌、肺炎双球菌。细菌和病毒混合感染也不少见。急性扁桃体炎往往是在慢性扁桃体基础上反复急性发作。有时则为急性传染病的前驱症状，如麻疹及猩红热等是咽部常见病，多发生于儿童及青少年。

中医称本病为"乳蛾""喉蛾"或"莲房蛾"。常发生于儿童及青少年。急性扁桃体炎多因受凉、潮湿、劳累、营养不良、感冒等因素使抵抗力下降，导致扁桃体部位的细菌大量繁殖而发病，常易反复发作。

## 紫正散

【来源】《重楼玉钥》

【配方】紫荆皮6克，荆芥穗、防风各3克，细辛1克。

【用法】取上药加水500毫升同煎，先用武火煎沸后，改用文火续煎30分钟，药汁1次服完，每日1剂。

【功效】疏风，祛邪，利咽。

【主治】急性扁桃体炎初期，恶寒微发热，咽痛，扁桃体肿大充血不明显。

## 利咽解毒汤

【来源】《赤水玄珠》

【配方】山豆根、麦冬各3克，炒牛蒡子、玄参、桔梗各2克，甘草0.6克，防风1.5克，绿豆49粒。

【用法】水煎服，每日1剂。

【功效】解毒利咽。

【主治】乳蛾急性起病，发热恶寒，咽痛，吞咽困难，未化脓。

## 普济消毒饮

【来源】《东垣试效方》

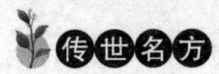 传世名方

【配方】黄芩、黄连各15克,橘红、玄参、生甘草各6克,连翘、牛蒡子、板蓝根、马勃各3克,白僵蚕2克,升麻2克,柴胡、桔梗各6克。
【用法】将上药制成散剂。每次取15克,加水300毫升,煎至150毫升,去渣,稍凉后温服,每日1~2次。
【功效】清热解毒,疏风散邪。
【主治】风热邪毒上攻而致乳蛾之症,症见咽痛、咽干、头痛、发热、喉核红肿,或有小脓点。

### 凉膈散

【来源】《和剂局方》
【配方】川大黄、朴硝、甘草各600克,山栀、薄荷叶、黄芩各300克,连翘1.2千克。
【用法】将上药研为粗末,每服6克,用水300毫升,加竹叶7片,蜂蜜20~30克,煎至200毫升,食后温服。每日1~2次。小儿服1/4至1/2的成人量。
【功效】凉膈泻热,利咽解毒。
【主治】急性乳蛾红肿化脓,发热咽痛,大便干结。

### 大黄牡丹皮汤

【来源】《金匮要略》
【配方】大黄、冬瓜仁各12克,牡丹皮3克,桃仁、芒硝各9克。
【用法】前4味药用水600毫升煮取200毫升,去药渣,放入芒硝,再煎沸,凉后服。每日1剂,可分2次服。
【功效】清热泻火,活血消肿。
【主治】乳蛾化脓、发热、咽喉疼痛,大便干结。

### 滋阴降火汤

【来源】《寿世保元》

【配方】当归、川芎、天花粉、炒黄柏、知母、生甘草各3克，白芍3.6克，熟地黄4.5克，元参6克，桔梗9克。
【用法】将上药水煎，加竹沥50毫升，温服。每日1剂。
【功效】滋阴降火。
【主治】急性乳蛾。

## ◎ 慢性扁桃体炎

慢性扁桃体炎为腭扁桃体的慢性炎症。临床以扁桃体长期肿大不消，炎症反复发作为特征。临床表现为咽喉干燥，微痛微痒，有阻塞感或有痰阻感。检查扁桃体肿大，不充血，表面有脓性分泌物，或挤压扁桃体时有脓性分泌物被挤出。本病多发于青少年。急性扁桃体炎反复发作而未经适当治疗，隐窝积脓引流不畅，机体抵抗力下降及变态反应形成，是慢性扁桃体炎发病的重要因素。常因受凉、疲劳而急性发作。

中医称本病为"慢乳蛾"。临床可分为肺肾阴虚型、脾气虚弱型2个证型。①肺肾阴虚型：症见咽部干燥，灼热，微痛不适，干咳少痰，手足心热，精神疲乏，或午后低热，颧赤，扁桃体暗红、肿大，或有少许脓液附于表面，舌红、苔薄，脉细数。治宜养阴清热，生津利咽。②脾气虚弱型：症见咽部不适，微痒或干燥，或有异物感，咯痰色白，面色少华，声音低怯，神疲乏力，食少，便溏。扁桃体肿大，充血较轻或不充血，挤压时有少许脓液，舌质淡胖、苔白润，脉细弱。治宜健脾益气，利咽消肿。

### 甘桔元射汤

【来源】《四圣悬枢》
【配方】甘草、桔梗各6克，玄参、射干各3克。
【用法】取上药加水500毫升同煎，先用武火煎沸后，改用文火续煎30分

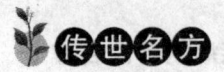

　　　　钟，药汁1次服完，每日1剂。
- 【功效】养阴清热，利咽。
- 【主治】慢性扁桃体炎属肺肾阴虚型。症见咽部干燥、灼热、微痛不适，干咳少痰，手足心热，精神疲乏，或午后低热，颧赤，扁桃体暗红、肿大，或有少许脓液附于表面，舌红、苔薄，脉细数。

## 四君子汤

- 【来源】《贵阳中医学院学报》（黎济民方）
- 【配方】党参、茯苓各10克，白术6克，甘草3克。
- 【用法】取上药加水500毫升同煎，先用武火煎沸后，改用文火续煎30分钟，药汁1次服完，每日1剂。
- 【功效】补中益气，温养脾胃。
- 【主治】慢性扁桃体炎属脾气虚弱型。症见咽部不适，微痒或干燥，或有异物感，咯痰色白，面色少华，声音低怯，神疲乏力，食少，便溏，扁桃体肿大，充血较轻或不充血，挤压时有少许脓液，舌质淡胖、苔白润，脉细弱。

# ◎ 外耳道炎

　　外耳道炎是由细菌感染所致的外耳道皮肤的弥漫性炎症，任何年龄均可发病。常见致病菌为金黄色葡萄球菌、链球菌、铜绿假单胞菌等。挖耳或异物损伤、药物刺激、化脓性中耳炎的脓液或游泳、洗澡等时水液浸渍，易引发急性外耳道炎。其他疾病如慢性化脓性中耳炎、贫血、维生素缺乏、糖尿病等亦可导致本病的发生。急性外耳道炎如治疗不及时或不得当时会转为慢性。

## 栀子清肝汤

【来源】《医宗金鉴》
【配方】栀子、川芎、当归、柴胡、白芍各3克,牡丹皮、牛蒡子各6克,煅石膏10克,黄芩、黄连、甘草各1.5克。
【用法】水煎服。每日1~2剂。
【功效】清肝泻火,解毒活血。
【主治】肝胆火热上灼而致外耳疾患,如外耳道疖、外耳道炎、外耳湿疹、外耳道乳头状瘤等。

## 银花解毒汤

【来源】《疡科心得集》
【配方】金银花、紫花地丁、赤茯苓、连翘各10克,夏枯草10克,牡丹皮6克,黄连3克,犀角(用水牛角代替,磨服)0.1克。
【用法】水煎服。每日1剂,分2次服。
【功效】清热解毒,泻火凉血。
【主治】风热邪毒犯上,而致耳疖、外耳道炎。

## 柴胡清肝汤

【来源】《外科正宗》
【配方】川芎、当归、白芍、生地黄、柴胡、黄芩、栀子、天花粉、防风、牛蒡子、连翘、甘草节各3克。
【用法】将上药加水400毫升,煎至300毫升,空腹时服,每日1~2剂。
【功效】清肝散火,活血祛风。
【主治】耳疖、外耳道炎。症见耳道红肿疼痛,或有少许脓液。

## 当归川芎散

【来源】《证治准绳》

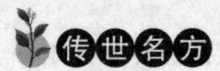

【配方】当归、川芎、柴胡、白术、白芍各3克，栀子3.5克，牡丹皮、茯苓各2.4克，蔓荆子、甘草各1.5克。

【用法】水煎服，每日1剂。

【功效】养血清肝，疏风散热。

【主治】血虚肝旺而致外耳道炎。症见耳内痒痛，溢脓。

## 托里消毒散

【来源】《妇人良方》

【配方】人参、黄芪、当归、川芎、白芍、白术、茯苓各3克，金银花、白芷各2.1克，甘草1.5克。

【用法】水煎服，每日1剂。

【功效】托毒排脓。

【主治】耳疖、外耳道炎。症见脓耳脓水清稀，能收口干燥，正气不足，神萎乏力。

## 滴耳油

【来源】《医宗金鉴》

【配方】核桃仁。

【用法】研烂，拧油去渣，得油3克，兑冰片0.6克。每用少许，滴于耳内。

【功效】清热、解毒、消肿。

【主治】外耳道炎。症见耳内闷、肿，流脓。

## 清耳膏

【来源】《医方类聚》

【配方】附子尖、石菖蒲、蝉蜕各等份。

【用法】上药为末。耳痛者用麻油调入，耳痒者，用生姜汁调成锭子，用纱布裹好，塞入耳中。药干便换。

【功效】温经通络，止痒。
【主治】慢性外耳道炎。症见耳内作痒。

## 青敷药

【来源】《青囊秘传》
【配方】大黄500克，姜黄240克，白芷180克，青黛、白及、陈皮各120克，天花粉80克，甘草60克。
【用法】上药研细末。如红肿者，用野菊鲜叶捣汁，或以茶叶泡汤候冷，或用蜂蜜调敷。每日换药1次。
【功效】清热、泻火、解毒。
【主治】也用于耳疖、外耳道炎。症见局部红肿疼痛，甚则化脓。亦可用于鼻疖、鼻前庭炎脓肿未成时。

## 银花解毒汤

【来源】验方
【配方】银花、野菊花、地胆头、羊蹄草各30克。
【用法】取上药加水500毫升，煎沸，取药汁分2次服，每日1剂。
【功效】疏风清热，解毒消肿。
【主治】外耳道炎属肝胆湿热证型。症见外耳道灼热、发痒、疼痛，检查见外耳道呈弥漫性充血，肿胀，狭窄。

## ◎ 外耳湿疹

外耳湿疹多因耳郭、外耳道及其周围皮肤受药物或其他过敏物质刺激所致，临床以耳部皮肤瘙痒、溃破、渗液为特征。初起外耳皮肤红肿，有

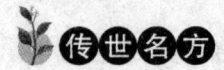

小水疱，溃破后可流出黄水样分泌物，表皮糜烂，有时为黄色痂皮覆盖。若因搔抓而继发感染，则病损扩大，渗液增多，并可出现小溃疡。慢性湿疹除瘙痒外，外耳皮肤增厚，表面粗糙不平，表皮脱屑、皲裂、结痂，局部颜色加深。本病多见于婴幼儿，其形成多与湿、热、毛织品、喷发剂、耳环及鱼虾、牛奶等物质的刺激和过敏有关，外耳道长期被脓液刺激也可诱发本病。治疗应去除病因，如使用抗过敏药和激素。

中医称本病为"旋耳疮"。临床可分为风热湿邪浸渍型、血虚生风化燥型2个证型。①风热湿邪浸渍型：症见皮肤潮红、灼热、瘙痒、有水疱，溃烂后流出黄色脂水，干后结成黄痂，舌淡红、苔黄腻，脉弦数或滑数。治宜清热利湿，疏风止痒。②血虚生风化燥型：症见病程较长，反复发作，皮肤呈苔藓化、增厚、粗糙、皲裂，上覆痂皮或鳞屑，舌质淡、苔白，脉细缓。治宜滋阴养血，息风润燥。

## 四物汤

【来源】《太平惠民和剂局方》
【配方】熟地、当归、白芍各10克，川芎6克。
【用法】取上药加水500毫升，煎沸，取药汁分2次服，每日1剂。
【功效】养血滋阴。
【主治】血虚生风化燥型旋耳疮。症见皮肤呈苔藓化、增厚、粗糙、皲裂。

## 黄柏苍术汤

【来源】验方
【配方】黄柏、苍术、蒲公英各10克，滑石15克，龙胆草5克。
【用法】取上药加水500毫升，煎沸，取药汁分2次服，每日1剂。
【功效】清利湿热。
【主治】湿热上蒸而致旋耳疮。症见局部皮肤潮红、灼热、瘙痒。

## ◎ 化脓性中耳炎

化脓性中耳炎分为急性化脓性中耳炎和慢性化脓性中耳炎。

急性化脓性中耳炎是中耳黏膜的急性化脓性炎症，好发于儿童。婴幼儿因其解剖生理特点，比成人更易感染，常表现为发热、哭闹不安、抓耳摇头，甚至出现呕吐、腹泻等胃肠道症状。

慢性化脓性中耳炎是中耳黏膜、骨膜或深达骨质的慢性化脓性炎症，常与慢性乳突炎合并存在。本病极为常见。临床上以耳内反复流脓、鼓膜穿孔及听力减退为特点，可引起严重的颅内、外并发症而危及生命。

### 蔓荆子散

【来源】《仁斋直指方》
【配方】蔓荆子、甘菊花、生地黄、赤芍、桑白皮、木通、麦冬、升麻、前胡、甘草、赤茯苓各等份。
【用法】上药共为粗末。每次取9克，用水300毫升，加生姜3片、大枣2枚，煎至150毫升，饭后服，每日2次。
【功效】疏散风热，解毒消肿。
【主治】风热外袭，肺气失宣，而致耳胀（急性分泌性中耳炎）、脓耳（化脓性中耳炎，或耳鸣，耳聋初期）。

### 润胆汤

【来源】《辨证录》
【配方】白芍、当归、玄参各30克，柴胡3克，炒栀子6克，天花粉9克，石菖蒲24克。
【用法】水煎服。每日1剂。
【功效】疏肝利胆，泻火通窍。
【主治】双耳忽然肿痛，内流清水，久则变为脓血，恶寒发热，耳内有如沸汤之响，或如蝉鸣。

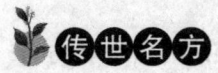

### 解仓饮子

【来源】《三因方》

【配方】赤芍、白芍各15克，当归、炙甘草、制大黄、木鳖子各30克。

【用法】上药研为粗末，每次取12克，水煎，食后服。每日2次。

【功效】活血清热，排脓消肿。

【主治】邪热上壅，耳窍经脉气滞血瘀而致脓耳（化脓性中耳炎），耳内疼痛，脓出带血。

### 马勃散

【来源】《杂病源流犀烛》

【配方】马勃、薄荷、桔梗、连翘、杏仁、通草各6克。

【用法】水煎服，每日1剂。

【功效】疏风清热，通窍。

【主治】风热之邪上郁而致脓耳（化脓性中耳炎）。

### 清白散

【来源】《证治准绳》

【配方】桑白皮、地骨皮、煅寒水石各9克，甘草3克，贝母6克，天花粉、酒黄芩、天门冬各4.5克。

【用法】上药为末。每次取6克，食后用蜜水调服或白通草煎汤送下。每日2次。

【功效】清肺化痰。

【主治】肺热痰火上壅所致脓耳（化脓性中耳炎）。症见耳出白脓，兼见咳嗽。

### 清黄散

【来源】《证治准绳》

【配方】防风、滑石各15克,炙甘草3克,酒炒栀子9克,藿香、酒黄连各6克。
【用法】上药为末。每次用白开水调6克,食后服。每日2次。
【功效】清肝泻火。
【主治】小儿脓耳(化脓性中耳炎)。症见耳中流黄脓。

## 清心丹

【来源】《证治准绳》
【配方】炒黄连9克,飞滑石18克,甘草、飞辰砂各3克,薄荷1.8克,犀角(可以水牛角代替)6克。
【用法】上药为末。每服4.5克,蜜拌,薄荷汤送下。早、晚各1服。
【功效】清心泻火。
【主治】化脓性中耳炎。症见耳出红脓兼见舌疮如杨梅状。

## 黄芪建中汤

【来源】《金匮要略》
【配方】黄芪4.5克,桂枝、生姜各9克,炙甘草6克,大枣12枚,芍药18克,胶饴30克。
【用法】水煎服,每日1剂,分3次服。
【功效】温中补气,升清降浊。
【主治】慢性脓耳证属气血不足者。

## 薏苡附子败酱散

【来源】《金匮要略》
【配方】薏苡仁30克,附子6克,败酱15克。
【用法】水煎服,每日1~2剂。
【功效】排脓消肿。

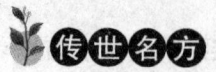 传世名方

【主治】慢性脓耳,或急性脓耳后期。症见脓稀而无臭。

### 田螺汤

【来源】《奇法妙术》
【配方】田螺数十个。
【用法】将田螺洗净后煎汤,待汤凉后备用。取药液冲洗耳内,每日3~4次,每次冲洗后,隔5小时即用棉棒捻耳内,擦净,然后再冲洗,数次即愈、屡试屡验。
【主治】急性化脓性中耳炎。

### 补肾汤

【来源】验方
【配方】生地、麦冬、白芍各10克,磁石30克,牡蛎20克。
【用法】取上药加水500毫升,煎沸,取药汁分2次服,每日1剂。
【功效】滋阴,补肾,排脓。
【主治】慢性化脓性中耳炎属肾阴亏虚型。症见耳内流脓,时多时少,混有豆渣样物,带秽臭味;头晕头痛,腰酸乏力。

## ◎ 非化脓性中耳炎

非化脓性中耳炎是因咽鼓管功能障碍而引起的中耳积液,又称分泌性中耳炎、渗出性中耳炎、卡他性中耳炎、中耳积液等,临床以耳内胀闷,听力下降为特征。临床表现为听力下降、耳鸣、鼓膜内陷等。本病常见于感冒之后,与咽鼓管功能障碍密切相关。积液黏稠而成胶冻者,又称为胶耳。非化脓性中耳炎可分为急性和慢性2种。

## 第5章 五官科疾病的传世名方

中医称本病为"耳胀""耳闭",临床可分为风邪犯耳型、痰浊积聚型、气滞血瘀型、脾气虚弱型、肝肾阴虚型5个证型。①风邪犯耳型:症见耳中胀闷,耳鸣,听力下降,鼻塞流涕,或有咳嗽咯痰、头痛等症,舌薄白,脉浮。治宜疏风清热,散邪通窍。②痰浊积聚型:症见耳胀不适,听力不聪,头晕头重,或有咳嗽咯痰、胸脘痞闷。检查见鼓室积液,量多难消,舌苔白腻,脉濡或滑。治宜宣肺化痰,通利耳窍。③气滞血瘀型:症见耳胀、耳中闭气,或有刺痛感,耳鸣不聪。检查见鼓膜浑浊、内陷,或增厚、粘连,或有鼓室积液,舌质紫暗或有瘀点,脉涩。治宜行气活血,通窍开闭。④脾气虚弱型:症见耳闭时轻时重,面色无华,食少腹胀,或有便溏。检查见鼓膜内陷,或有鼓室积液,舌淡、苔白,脉弱。治宜健脾益气,升清通窍。⑤肝肾阴虚型:症见耳闭,听力下降,头晕眼花,腰膝酸软,手足心热,舌红、苔少,脉细数。治宜补肝益肾,行气通窍。

### 二陈汤

【来源】《太平惠民和剂局方》
【配方】陈皮、半夏各6克,茯苓10克,甘草3克。
【用法】取上药加水500毫升,煎沸,取药汁分2次服,每日1剂。
【功效】燥湿化痰,开闭通窍。
【主治】非化脓性中耳炎属痰浊积聚型。症见耳胀不适,听力不聪,头晕头重,或有咳嗽咯痰、胸脘痞闷。

### 三拗汤

【来源】《太平惠民和剂局方》
【配方】杏仁10克,麻黄、甘草各3克。
【用法】取上药加水500毫升,煎沸,取药汁分2次服,每日1剂。
【功效】宣肺化痰,开闭通窍。

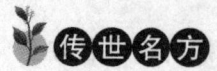传世名方

【主治】非化脓性中耳炎属风邪犯耳型。症见耳中胀闷,耳鸣,听力下降,鼻塞流涕,或有咳嗽咯痰、头痛等症。

## 三子养亲汤

【来源】《韩氏医通》
【配方】苏子、白芥子、莱菔子各10克。
【用法】取上药加水500毫升,煎沸,取药汁分2次服,每日1剂。
【功效】顺气降逆,化痰通窍。
【主治】非化脓性中耳炎属痰浊积聚型。症见耳胀不适,听力不聪,头晕头重,咳嗽咯痰量多、胸脘痞闷。

## 通气散

【来源】《医林改错》
【配方】香附、柴胡各30克,川芎15克。
【用法】取上药加水500毫升,煎沸,取药汁分2服,每日1剂。
【功效】行气活血,通窍开闭。
【主治】非化脓性中耳炎属气滞血瘀型。症见耳胀、耳中闭气,或有刺痛感,耳鸣不聪。

## 四君子汤

【来源】《太平惠民和剂局方》
【配方】党参、白术、茯苓各10克,甘草3克。
【用法】取上药加水500毫升,煎沸,取药汁分2次服,每日1剂。
【功效】益气升清,通窍开闭。
【主治】非化脓性中耳炎属脾气虚弱型。症见耳闭时轻时重,面色无华,食少腹胀,或有便溏。

## 第5章 五官科疾病的传世名方

## ◎ 梅尼埃病

梅尼埃病为迷路积水所致的以发作性、波动性耳聋和耳鸣为主要症状的疾病。临床表现可见眩晕、耳鸣、听力下降等。一般为单耳发病，后可略累及他耳，两耳同时患病者很少。本病发病的原因目前认为与自主神经功能紊乱、机械性阻塞、内淋巴管吸收障碍、变态反应有关。

中医称本病为"耳眩晕"。临床可分为肝阳上亢型、痰浊中阻型、脾气虚弱型、肾阴亏虚型、肾阳亏虚型5个证型。①肝阳上亢型：症见眩晕因情绪波动而发作或加重，平时性情急躁，胸胁胀闷，舌红、苔黄，脉弦。治宜平肝息风，滋阴潜阳。②痰浊中阻型：症见眩晕而胸脘痞闷，泛恶欲吐，咽喉痰多而黏，舌苔白腻，脉滑。治宜健脾燥湿，涤痰息风。③脾气虚弱型：症见眩晕因疲劳而发，或发作后头晕乏力，食欲不振，大便溏薄，舌淡、苔白，脉弱。治宜补益气血，健脾安神。④肾阴亏虚型：症见眩晕、耳鸣常有发作，腰膝酸软，记忆力差，手足心热，舌红、苔黄，脉细数。治宜滋补肾阴，填精益髓。⑤肾阳亏虚型：症见眩晕、耳鸣，听力下降，精神萎靡，腰背冷痛，面色㿠白，舌淡胖、苔白，脉沉细。治宜温壮肾阳，散寒利水。

### 生姜半夏汤

【来源】《金匮要略》
【配方】半夏9克，生姜汁15毫升。
【用法】取上药加水500毫升，煎沸，取药汁分2次服，每日1剂。
【功效】和胃化饮，降逆止呕。
【主治】痰浊中阻而致梅尼埃病。症见眩晕伴痰多，舌黄而腻。

### 苓桂术甘汤

【来源】《伤寒论》
【配方】茯苓12克，桂枝9克，白术、甘草各6克。

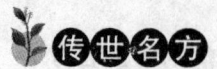

【用法】取上药加水500毫升，煎沸，取药汁分2次服，每日1剂。
【功效】温化痰饮，健脾利湿。
【主治】脾气虚弱、痰饮内停而致梅尼埃病。症见目眩头晕，泛吐清水，心悸气短，舌苔白滑，脉弦滑。

### 泽术汤

【来源】《金匮要略》
【配方】泽泻50～70克，白术20～30克。
【用法】加水500～700毫升，浸泡30分钟，文火煮沸15分钟后过滤，药渣再加水200～300毫升，文火煮沸10分钟。合并2次滤液，少量频服。若呕吐剧烈者，可加法半夏15克。1个疗程3天，一般1个疗程可好转或痊愈。
【功效】健脾利湿，升清降浊。
【主治】梅尼埃病属脾虚湿困、清阳不升者。症见眩晕因疲劳而发，或发作后头晕乏力，食欲不振，大便溏薄，舌淡、苔白，脉弱。

## ◎ 牙周炎

牙周炎是口腔常见病，其病因复杂，如牙垢、牙石、嵌塞的食物、不良修复体等局部因素的刺激，牙龈受到损害，加上细菌的作用，使牙周膜破坏，维生素C的吸收、利用障碍，维生素D缺乏及各种因素导致的机体抵抗力下降，皆可引发牙周炎。牙痛是本病的主要症状。早期，牙龈发痒、不适、口臭，继之牙龈红肿、松软，容易出血，疼痛，反复发作。日久牙龈与牙根部的牙周膜被破坏，形成1个袋子，叫牙周袋，袋内常有脓液溢出，炎症继续扩大，可成为牙周脓肿，病情加重，局部疼痛、肿胀，初为硬性，后变为软性，有波动感，可自行穿破，流出脓液，出脓后，疼痛可减轻，或反复发作。

## 干葛防风汤

【来源】《症因脉治》
【配方】葛根、防风、石膏各10克，甘草3克。
【用法】水煎服，每日1剂。
【功效】疏风清热止痛。
【主治】外感风热而致牙宣等。

## 葛根白虎汤

【来源】《医醇賸义》
【配方】葛根6克，石膏、白茅根各15克，花粉、石斛9克，连翘4.5克，薄荷、防风、桔梗各3克，淡竹叶20张。
【用法】水煎服。每日1剂。
【功效】清胃泻火。
【主治】阳明火热上灼口齿，而生牙痛、口疮、牙宣等症。

## 清胃散

【来源】《脾胃论》
【配方】生地黄、当归身各0.9克，牡丹皮1.5克，黄连1.8克，升麻3克。
【用法】上药为细末。用水230毫升，煎至150毫升，去渣冷服。每日1剂。
【功效】清胃泻火，凉血消肿。
【主治】胃中积热，上下牙痛不可忍，牵引头部，满面发热，其齿喜寒恶热，或牙龈红肿，溃烂出血，或唇口腮颊肿痛，口气臭热，舌上干燥，舌红、苔黄，脉滑大而数。现也用于牙宣、口疮、重舌、唇风等属于胃火上炎所致者。

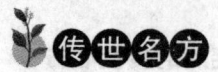 传世名方

## 白虎汤

【来源】《伤寒论》
【配方】知母18克,石膏30~45克,炙甘草6克,粳米18克。
【用法】上药以水1升,煮米、煎药得汤200毫升,分3次温服。每日1剂。
【功效】清热生津。
【主治】阳明热盛,而致身热有汗、烦渴、牙痛、牙周肿痛、口疮等。

## 泻心汤

【来源】《金匮要略》
【配方】大黄10克,黄连、黄芩各5克。
【用法】上药以水800毫升,煮炖得250毫升,顿服。每日1剂。
【功效】泻火解毒,燥湿泻热。
【主治】三焦积热,邪火上升,而致牙齿疼痛、牙龈红肿、舌肿或痛、口疮等症。
【按语】因药物黄寒之性较强,故中病即止,不可多服。

## 泻黄散

【来源】《小儿药证直诀》
【配方】藿香叶20克,栀子3克,石膏15克,甘草90克,防风120克。
【用法】将上药锉碎,用酒、蜜微炒香。每次取3~6克,用水200毫升,煎至100毫升,温服汤汁,每日2次。
【功效】泻脾胃伏火。
【主治】脾胃伏火循经上炎,而致牙龈肿胀、牙齿疼痛诸症。

## 黄连上清丸

【来源】《饲鹤亭集方》
【配方】黄连、黄芩、黄柏、山栀各240克,大黄360克,连翘、姜黄各

180克，玄参、薄荷、归尾、菊花各120克，葛根、川芎、桔梗、天花粉各60克，甘草6克。

【用法】上药研细末，以蜜为丸。每次服6克，每日2次。

【功效】清热解毒，泻火通便。

【主治】心脾积热上冲，口齿受灼而见牙痛、龈肿、口舌生疮等症。

【按语】忌食辛辣、刺激等食物。孕妇忌服。老年、体弱、大便溏薄者慎用。

## 清胃汤

【来源】《医宗金鉴》

【配方】石膏（煅）12克，黄芩、生地黄、黄连、升麻各3克，牡丹皮4.5克。

【用法】用水400毫升，煎至320毫升，食后服。每日1剂。

【功效】清胃泻火。

【主治】胃经实热之牙衄，血出如涌，口臭。

## 玉液煎

【来源】《医醇賸义》

【配方】石膏、生地黄各15克，石斛9克，玉竹12克，麦冬、葛根各6克，桔梗、薄荷各3克，白茅根24克，甘蔗汁100毫升。

【用法】前9味药水煎去渣，甘蔗汁冲服。每日1剂。

【功效】清胃凉血，养阴生津。

【主治】胃火炽盛，烦渴引饮，牙龈腐烂；或牙宣出血，面赤发热。

## 雄黄麝香散

【来源】《普济方》

【配方】雄黄、铜绿、枯矾、血竭、麝香、轻粉、黄丹、黄连各3克。

【用法】将上药研为细末。每用少许，随患处大小敷上，每日2～3次。

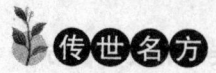

【功效】解毒活血,祛腐排脓。

【主治】牙宣,牙周组织红肿化脓,甚则腐臭。

### 牢牙地黄散

【来源】《兰室秘藏》

【配方】藁本0.6克,生地黄、熟地黄、羌活、防己、人参各0.9克,当归身、益智仁各1.2克,香白芷、黄芪各1.5克,羊胫骨灰、吴茱萸、黄连、麻黄各3克,草豆蔻皮3.6克,升麻4.5克。

【用法】上药为细末。先用温水漱口,以药末搽牙,每日2次。

【功效】清热祛邪,益肾固齿。

【主治】牙周炎,牙周有溢脓,牙齿松动者。

## ◎ 牙痛

牙痛是指牙齿因某种原因引起的疼痛,为口腔疾病中最常见的症状之一。其表现为:牙龈红肿、遇冷热刺激痛、面颊部肿胀等。牙痛大多是由牙龈炎和牙周炎、龋齿(蛀牙)或折裂牙而导致牙髓(牙神经)感染所引起的。

本病属中医学"牙宣""骨槽风"范畴。中医认为牙痛是由于外感风邪、胃火炽盛、肾虚火旺、虫蚀牙齿等原因所致。

### 竹叶石膏汤

【来源】《伤寒论》

【配方】竹叶、麦门冬、粳米各15克,石膏30克,半夏9克,人参、炙甘草各6克。

【用法】将上药加水煎煮,第一煎20分钟,第二煎15分钟,每煎350毫升,放温混合服用，早晨饭前、晚上临睡前服下。
【功效】清热生津，益气和胃。
【主治】胃热内盛，阴津受伤，而致牙痛、牙宣等症。

## 玉女煎

【来源】《景岳全书》
【配方】石膏9~15克，熟地黄9~30克，麦冬6克，知母、牛膝各5克。
【用法】水煎服，煎七分，温服或冷服。
【功效】清胃热，滋肾阴。
【主治】胃热阴虚之牙痛。
【按语】大便溏泻者不宜用本方。

## 清香散

【来源】《普济方》
【配方】川芎、藁本、香白芷各30克，防风、羌活各6克，细辛9克，甘草15克。
【用法】上药为细末。每服9克，食后用清茶调服。如痛甚者，加黑锡丹30粒。每日2次。
【功效】祛风散寒止痛。
【主治】风冷牙痛。

## 翘荷汤

【来源】《温病条辨》
【配方】薄荷、连翘、黑栀皮各4.5克，生甘草3克，桔梗9克，绿豆皮6克。
【用法】将上药以水400毫升，煮取200毫升，顿服之。每日2剂，甚者每日3剂。
【功效】清热肃肺止痛。

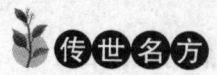

【主治】燥气化火上灼齿牙而致疼痛者。

## 白芷汤

【来源】《古今医鉴》
【配方】防风、荆芥、连翘、白芷、薄荷、赤芍各6克,石膏30克。
【用法】上药为粗末。水煎,温服,每日1剂。
【功效】疏风散热止痛。
【主治】风热牙痛,下磨牙疼甚者。

## 葛根汤

【来源】《疡医大全》
【配方】葛根6克,赤芍药4.5克,赤茯苓、甘草各1.5克。
【用法】水煎服,每日2剂。
【功效】疏风散火止痛。
【主治】风火牙痛。

## 定痛散

【来源】《万病回春》
【配方】当归、生地黄、细辛、干姜、白芷、连翘、苦参、黄连、花椒、桔梗、乌梅、甘草各3克。
【用法】上药锉碎。水煎服,每日1剂。
【功效】清热散火止痛。
【主治】龋齿牙痛。

## 牙疼饮

【来源】《外科证治全书》
【配方】石膏12克,升麻4.5克,生地黄15克,防风、薄荷叶、荆芥穗、前胡、天麻各6克,甘草3克。

【用法】水煎,食后热服,每日1剂。

【功效】疏风清热,消肿止痛。

【主治】牙髓炎热证。症见牙疼夜甚,不能咀嚼,牙龈肿胀尚不显著。

## 牛蒡解肌汤

【来源】《疡科心得集》

【配方】牛蒡子、薄荷、荆芥、连翘、山栀、牡丹皮、石斛、玄参、夏枯草。

【用法】水煎服,每日1剂。

【功效】疏风清热,活血止痛。

【主治】头面风热,颈项痰毒,风热牙痛,兼有表证者。

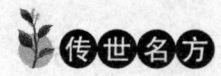

# 第6章　皮肤科疾病的传世名方

## ◎ 手足甲癣

手足癣是指指（趾）及掌、跖面皮肤的浅部真菌感染。病原菌多为红色毛癣菌、絮状表皮癣菌及须毛癣菌。临床分为水疱型、鳞屑角化型、浸渍型。甲癣俗称"灰指甲"，是浅表皮肤真菌侵犯甲板或甲下的一种甲真菌病。一般由手足癣日久蔓延而成。临床以指（趾）甲发生凹凸不平、肥厚，失去正常光泽等为特征。

### 漏芦汤

【来源】《疡科选粹》
【配方】漏芦、白蔹、槐皮、五加皮、甘草各22.5克，蒺藜子60克。
【用法】共为粗末，每用150克，水煎汤，淋洗患处。
【功效】清热利湿收敛。
【主治】手足癣湿毒浸淫。

### 百蛇灭癣方一

【来源】《中国中医秘方大全》
【配方】蛇床子、苦参、白鲜皮各45克，生百部、当归各20克，雄黄（后下）、硫黄（后下）各12克。
【用法】水煎待温后浸泡20～30分钟，每日1剂，每日洗2次。

【功效】杀虫止痒。

【主治】鳞屑、角化型手癣。

## 百蛇灭癣方二

【来源】《中国中医秘方大全》

【配方】蛇床子、苦参、白鲜皮各60克，生百部、黄柏各20克，雄黄（后下）、硫黄（后下）各12克。

【用法】水煎待温后浸泡20~30分钟，每次1剂，每日洗2次。

【功效】杀虫止痒。

【主治】糜烂型手足癣。

## 百部根酒

【来源】《实用药酒精选》

【配方】百部根50克，白酒500毫升。

【用法】将百部根炒至焦黄，入酒浸泡，5日后取用。空腹饮之，每次15毫升，每日3次。

【功效】滋阴清热，杀虫止痒。

【主治】手足癣各型。

## 三妙汤加味

【来源】《四肢躯干皮肤病诊疗选方大全》

【配方】苍术、黄柏、川牛膝、木瓜各10克，大青叶、赤小豆各12克，鱼腥草15克，生甘草6克。

【用法】水煎服，每日1剂。

【功效】清热燥湿，祛风解毒。

【主治】足癣湿热下注型。

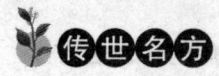

### 养血润肤饮加减

【来源】《四肢躯干皮肤病诊疗选方大全》
【配方】丹参、地肤子、白鲜皮、当归、白芍、皂角刺、桃仁、防风各10克,熟地黄、何首乌、天花粉各12克。
【用法】水煎服,每日1剂。
【功效】养血润燥,祛风止痒。
【主治】手癣血虚生燥者。

## ◎ 过敏性紫癜

过敏性紫癜是一种毛细血管变态反应性疾病,以广泛的小血管炎症为病理基础,以臀部及下肢对称分布的出血性皮疹为特征,有时伴腹痛、便血和(或)关节肿痛,易致肾脏损害。发病年龄以学龄期儿童居多,男性多于女性,比例为2:1。四季均有发病,以夏、秋季节多见。病程有时迁延反复,但预后多良好。本病无特殊治疗方法,以去除病因、抗过敏及解痉止痛等对症处理,减轻病儿痛苦,促使症状缓解为原则。

中医称本病为"紫癜",临床可分为风热伤络型、血热妄行型、气不摄血型、阴虚火旺型、气滞血瘀型5个证型。①风热伤络型:症见急性起病,皮肤紫癜散布,以下半身居多,色泽鲜明,大小不一,或有瘙痒,可见恶风、发热、咽红等,偶有腹痛,关节肿痛,舌红、苔薄黄,脉浮数。治宜疏风散邪,清热解毒。②血热妄行型:症见起病较急,皮肤紫癜成片,下肢密集,色泽鲜红,常伴鼻衄、齿衄、尿血、便血,可见发热烦闹,面赤咽干,口渴喜冷饮,小便短赤,大便干燥,舌红绛、苔黄燥,脉洪数。治宜清热解毒,凉血止血。③气不摄血型:症见发病缓慢,病程较长,紫癜反复发作,瘀斑瘀点颜色淡紫,时有鼻衄、便血,面色少华,神疲气短,食欲不振,头晕心悸,舌淡、苔薄,脉细无力。治宜健脾养心,益气摄血。④阴虚火旺型：症见病程迁延，紫癜时隐时发，色泽暗红，尿血持久不消或反复出现，心烦少眠，潮热盗汗，头晕乏力，腰膝酸软，手足心热，舌光红而干、苔少，脉细数。治宜滋阴降火，凉血止血。⑤气滞血瘀型：症见病程缠绵，出血反复不止，皮肤紫癜色暗，面色晦暗，腹痛剧烈，舌暗红或紫或边有紫斑、苔薄白，脉细涩。治宜理气化瘀，活血止血。

## 疏风清热凉血汤

【来源】验方
【配方】生地、荆芥、防风各30克，牡丹皮、赤芍、鸡血藤、丹参各20克。
【用法】水煎服，每日3～4剂，每日3次。
【功效】疏风清热凉血。
【主治】过敏性紫癜属风热伤络型。症见起病较急，紫癜反复发作，颜色较鲜明，伴有瘙痒。

## 疏风清热活血汤

【来源】验方
【配方】柴胡、防风、羌活、地龙、大青叶、板蓝根各20克，红花、甘草各15克。
【用法】水煎服，每日1剂，分3次服。
【功效】疏风清热，解毒活血。
【主治】过敏性紫癜属风热兼瘀血型。症见起病较急，紫癜反复发作，颜色较鲜明，伴有瘙痒。

## 清热解毒汤

【来源】验方
【配方】生地黄、白茅根各15克，赤小豆30克，紫草、连翘、丹皮、丹参

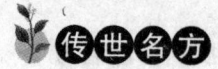

各9克,赤芍药6克。

【用法】水煎服,每日1剂,分3次服。

【功效】清热解毒,凉血止血。

【主治】过敏性紫癜属血热妄行型。症见皮肤紫癜、消化道黏膜出血和肾炎症状,且易复发。

### 清热凉血汤

【来源】验方

【配方】紫草15~30克,生地黄12克,白茅根15克,赤小豆30克,赤芍药、牡丹皮各10克。

【用法】水煎服,每日1剂,分3次服。

【功效】清热凉血止血。

【主治】过敏性紫癜属血热妄行型。症见起病较急,皮肤瘀斑,色较鲜红,面赤唇红。

## ◎ 漆疮

漆疮是一种常见的接触性皮炎,主要是因接触漆树、漆液、漆器或仅嗅及漆气而引起的一种皮肤疾病。

### 如意金黄散

【来源】《外科正宗》

【别称】金黄散、神效金黄散、金黄如意散

【配方】天花粉(上白)十斤,黄柏(色重者)、大黄、姜黄、白芷各五斤,紫厚朴、陈皮、甘草、苍术、天南星各二斤。

【用法】上药晒极干燥，磨细过筛，瓷器收贮。凡遇红赤、肿痛、发热未成脓者，以及夏月诸疮，俱用茶汤同蜜调敷；如微热微肿，及大疮已成，欲作脓者，葱汤同蜜调敷；如漫肿无头，皮色不变，湿痰流毒，附骨痈疽，鹤膝风，葱、酒煎调敷；如风热恶毒，皮肤亢热，红色光亮，游走不定者，蜜水调敷；如天疱火丹，赤游丹，黄水漆疮，恶血攻注等，板蓝根叶捣汁调敷，亦可加蜜；汤泼火烧，皮肤破烂，麻油调敷。

【功效】活血散瘀，消肿止痛。

【主治】痈疽发背，诸般疔肿，跌扑损伤，湿痰流毒，大头时肿，漆疮火丹，风热天疱，肌肤赤肿，干湿脚气，妇女乳痈，小儿丹毒。

### 一擦光

【来源】《串雅内外编》

【配方】蛇床子、苦参、芫荑各一两，枯矾一两五钱，硫黄、轻粉、樟脑各二钱，雄黄、川椒、大枫子肉各五钱。

【用法】研为极细粉，用生猪油调敷患处。

【加减】若肿多或痛多，可加白芷、方解石；痒多，可加枯矾；阴囊疮，可加吴茱萸；湿多，加香油调；干痒出血，可加大黄、黄连；虫多，可加芫荑、锡灰、槟榔、藜芦、斑蝥。

【功效】燥湿解毒，杀虫止痒。

【主治】湿热蕴郁所致的疥疮、阴蚀疮、漆疮及诸恶疮等。

## ◎ 过敏性皮炎

过敏性皮炎是由于接触过敏性抗原引起的皮肤过敏反应。过敏原可大致分为以下4类。①化学物质：如化妆品、染发剂、洗发水中的某些成分。②动物：接触动物的毛发、皮屑、唾液等都可能引起过敏。例如，对猫毛过敏的人，在接触猫后，皮肤可能会出现过敏症状。③植物：某些植物的汁液也能引发过敏。像漆树的汁液可导致漆疮，接触后皮肤会迅速产生炎症反应。④金属：镍是最常见的引起过敏性皮炎的金属，存在于首饰、手表带、皮带扣等物品中。皮肤直接接触含镍物品后，接触部位可能会出现边界清晰的红斑、丘疹，伴有瘙痒等症状。

一般可分为急性期、亚急性期、慢性期。病情严重时，甚至会出现头痛、发热、恶心、呕吐等全身症状。例如，在食物过敏引起的过敏性皮炎严重情况下，可能会因过敏反应累及胃肠道而出现恶心、呕吐，或者因全身炎症反应而发热。

## 青白散

【来源】《朱仁康临床经验集》
【配方】青黛、冰片各一两，海螵蛸末三两，煅石膏末十二两三钱。
【用法】先将青黛研细末，次加海螵蛸末研和，后加煅石膏末研和，最后将冰片入研钵内轻轻研细，加上药少许研和，再加全部药末研和，患处渗水多时，将药末掺上；若渗水不多，用麻油调涂。
【功效】收湿止痛，消炎退肿。
【主治】湿疹，过敏性皮炎。

## 除湿解毒汤

【来源】《赵炳南临床经验集》
【配方】白鲜皮、金银花、滑石块各五钱，大豆黄卷、生薏米、土茯苓、连翘各四钱，丹皮、地丁三钱，山栀子、木通、生甘草各二钱。
【用法】水煎服。
【功效】除湿利水，清热解毒。
【主治】急性女阴溃疡，急性过敏性皮炎，急性接触性皮炎，下肢溃疡合并感染。

## ◎ 黄褐斑

黄褐斑，是指面部出现的淡褐色或深褐色斑块。多见于成年女性，是一种色素代谢异常的疾病，严重影响患者的容貌。

临床特点是面部突出部位渐渐出现淡褐色或深褐色斑，往往不被患者注意。色素斑最初为单发，渐渐数量增多，并逐渐融合成大小不一、形状不规则的斑片，对称分布于面部。以颏部、前额、两颊最突出，有时呈蝶翼状，多见于颏和上唇部，边缘清楚、呈弥漫性，局部无炎症及鳞屑，也无自觉症状。色素随季节、日晒、内分泌改变而变化，但经久不退。

现代医学对其病因尚不清楚，可能与性激素失调及自主神经系统功能紊乱有关。光照和外界物理刺激是本病发病的诱因。在一些慢性疾病如月经不调、痛经、子宫附件炎、肝胆疾患、慢性酒精中毒、甲状腺功能亢进、结核病、内脏肿瘤等患者中也常发生，且与化妆品使用不当有关。现代生活节奏加快，长期精神紧张使自主神经系统功能紊乱的疾病越来越多，黄褐斑的发病率也呈上升趋势。

本病的病因病机比较复杂，如情志不遂、暴怒伤肝造成肝郁气滞、气血瘀阻于面则生斑，或病久体弱、水湿久留、思虑伤脾导致脾虚不能化生精微、气血两亏、面部失养等而生斑。在中医辨证时，又有肝郁气滞、湿热内蕴、阴虚火旺引起黄褐斑的区别。

预防措施：①防止日晒，是避免黄褐斑加重的重要措施，外出时应根据季节选择适宜的防晒品，如防晒霜、遮阳帽、遮阳伞等；②不滥用化妆品，尤其是不用含有铅、汞的化妆品；③多食用富含维生素C的食物，如大枣、西红柿、西瓜、橘子、冬瓜、白菜、芹菜、柿子、香蕉等；④自我调节情绪，注意劳逸结合，避免忧郁、烦躁、愤怒及长期过度的精神紧

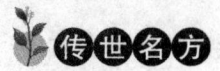

张,保持愉快、乐观、开朗、安定的情绪。

## 去斑膏

【来源】《朱仁康临床经验集》

【配方】大枫子仁、杏仁、核桃仁、红粉、樟脑各六钱。

【用法】将前3味药同捣极细,加红粉、樟脑一同研细如泥,如太干,加麻油少许调匀。每日搽涂1次(先涂小片,观察有无过敏反应)。

【功效】润肌消斑。

【主治】酒糟鼻、粉刺、黄褐斑。

## ◎ 痤疮

痤疮是指颜面、胸、背等处生丘疹如刺、可挤出白色碎米样粉汁的一类皮肤病。好发于青春发育期的青年,成年男子亦可发病。人们常叫"粉刺"。痤疮虽对健康无碍,但影响面容美观,使青年朋友十分苦恼。痤疮是一种毛囊皮脂腺的慢性炎症。一般认为与内分泌、细菌感染有关,是因毛囊口角化过度,皮脂分泌过多,淤积而呈黑头粉刺。痤疮棒状杆菌大量繁殖,分解皮脂,产生游离脂肪酸,而刺激毛囊,引起炎性反应,与饮食、遗传、局部卫生、细菌毒素及消化功能有密切关系。除面部外,前胸、后背也会出现黑色或红色丘疹,中央可有脓疱性或疖肿性改变,此起彼消,反复发生,愈后留有红色浅表疤痕。严重者有大小不等的囊肿性损害,囊肿愈后有疤痕,或形成疤痕疙瘩。

中医称本病为"面疱""酒刺",中医认为痤疮虽然生在皮肤表面,但与脏腑功能失调相关。故将痤疮分为湿热壅盛型、脾虚湿盛型和肝郁气滞型。在中医辨证时,又有肺热、胃热、血热、毒热、湿毒血热引起痤疮的区别。除药物治疗外,患者平日可用温水、硫黄肥皂洗涤颜面;多吃新鲜蔬菜及水果，多饮水，不食或少食油腻及辛辣食物；生活要有规律，不熬夜；禁止用手挤压皮疹，尤其是鼻及口的周围，以免发生危险。

## 改容丸

【来源】《医学心悟》

【配方】大贝母（去心）、白附子、防风、白芷、菊花、叶滑石各五钱。

【用法】上药为细末，用肥皂10荚，蒸熟去筋膜，捣，和药为丸，早晚洗面。

【功效】疏风清热。

【主治】风热上攻而致患雀斑、粉刺。

## 枇杷叶丸

【来源】《外科正宗》

【配方】枇杷叶（去毛刺）八两，黄芩（酒炒）、天花粉各四两，甘草一两。

【用法】共为末，酒和为丸，桐子大，每服一钱五分，食后并临睡白滚汤、茶汤俱可送下，忌火、酒煎炒。

【功效】清肺降火。

【主治】肺风粉刺、酒渣鼻，初起红色，久则肉胞发肿者。

## 玉盘散

【来源】《疡医大全》

【配方】白牵牛、甘松、香附、天花粉各一两，藁本、白蔹、白芷、白附子、宫粉、白及、大黄各五钱。

【用法】肥皂一斤捣烂，同药和匀，每日擦面。

【功效】清热解毒，散风祛斑。

【主治】雀斑，粉刺。

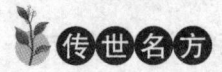传世名方

### 枇杷清肺散

【来源】《外科大成》

【配方】枇杷叶、桑白皮（鲜者更佳）各二钱，黄连、黄柏各一钱，人参、甘草各三分。

【用法】水煎，空腹服。

【功效】清肺泻火。

【主治】肺风酒刺，粉刺，症见颜面及胸背丘疹，周围色红，挑破挤压有白色粉状糊汁等。

## ◎ 银屑病

银屑病又称牛皮癣，是一种常见的慢性复发性炎症性皮肤病，是皮肤上起白色厚屑，伴有瘙痒的一种顽固性皮肤损害。其皮损特点是红色丘疹或斑块上覆有多层银白色鳞屑，有明显的季节性，多数患者病情秋冬季加重，夏天缓解。

中医称本病为"白疕""疕风""干癣""蛇虱""松皮癣"。古医书对本病的论述很多，如《证治准绳·疡医·诸肿》记载："遍起风疹疥丹之状，其色白不痛，但痒，搔抓之，起白疕。名曰蛇虱。"

本病在中医辨证时，又有血热、血燥、血瘀、湿热、毒热蕴结、寒湿痹阻引起银屑病的区别。

### 红油膏

【来源】《朱仁康临床经验集》

【配方】红信八两三钱，棉籽油八碗半，黄蜡八两三钱至一斤六钱。

【用法】先将红信捣成细粒，与棉籽油同放入大铜锅内，置煤球炉或炭火上，熬至红信呈枯黄色，离火待冷，取去药渣，再加温放入黄蜡

## 第6章 皮肤科疾病的传世名方

（冬用八两三钱，夏用一斤六钱）熔化，离火、调至冷成膏，薄涂患处。

【功效】润肤止痒。

【主治】银屑病，手癣，手足皲裂。

【按语】应用时先试涂一小片，观察有无过敏反应，如有即停用。大面积银屑病勿用。

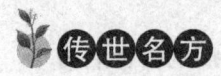

# 第7章 妇科疾病的传世名方

## ◎ 乳腺增生

乳腺增生是乳房部的一种非炎症性疾病，好发于30~40岁妇女。病程长，发展慢。临床以乳房肿块，经前肿痛加重，经后减轻，有时可有乳头溢液为特征。本病与月经周期密切相关，一般认为其发生与卵巢功能失调有关，即黄体素分泌减少，雌激素量增多或相对增多。由于成年妇女乳腺随月经显示增生和复旧的周期性改变，因此有些患者实际上是生理性雌激素刺激过度或变异反应而复旧不全。预防本病要避免精神紧张，注意劳逸结合，对怀疑有恶变倾向者，可考虑手术切除。

中医称本病为"乳癖"。临床可分为肝郁痰凝型、冲任失调型2个证型。①肝郁痰凝型：症见乳房肿块，经前肿痛加重，经后减轻。伴心烦易怒，失眠多梦，情绪急躁，乳房胀痛，舌淡红、苔薄白，脉弦滑。治宜疏肝解郁，化痰散结。②冲任失调型：症见乳房肿痛，经前肿痛加重，经后减轻，伴月经不调、腰酸乏力，经水少而色淡或闭经，舌淡红、苔薄白，脉弦细或沉细。治宜调理冲任，温阳化痰。

### 逍遥散

【来源】《太平惠民和剂局方》

【配方】柴胡、薄荷（后入）各9克，云苓、白术各15克，当归、白芍各12克，甘草5克。

【用法】水煎服，每日1剂，分2次服。
【功效】疏肝理气，软坚散结。
【主治】乳腺增生病属肝郁痰凝型。症见乳房肿块，疼痛，伴有心烦易怒，情绪急躁。

### 加味瓜蒌汤

【来源】验方
【配方】当归12克，栝楼30克，乳香、没药、甘草各3克，橘核、荔核各15克。
【用法】水煎服，每日1剂，分2次服。
【功效】疏肝理气，活血化瘀，软坚散结。
【主治】乳腺增生病属肝郁痰凝型。症见乳房肿块，疼痛，伴有心烦易怒，情绪急躁。

### 二仙归贝饮

【来源】验方
【配方】仙茅、仙灵脾各10克，当归15克，贝母9克。
【用法】取上药加水800毫升同煎，先用武火煎沸后，改用文火续煎30分钟，每剂煎服2次，每日1剂。
【功效】调理冲任，温阳化痰。
【主治】乳腺增生病属冲任失调型。症见乳房肿块，胀痛，腰酸乏力，经少色淡。

## ◎ 月经不调

月经不调又称"月经紊乱"，指月经的周期、颜色、量、性状等出现

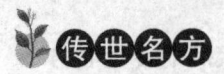

不正常的改变,主要有下列症状:月经周期不正常、提前或错后,月经时多时少,甚至有时淋漓不尽,经质稀稠,经色不正常。

## 加味逍遥散

【来源】《内科摘要》
【别称】丹栀逍遥散、八味逍遥散
【配方】当归、芍药、茯苓、白术(炒)、柴胡各3克,牡丹皮、山栀(炒)、炙甘草各1.5克。
【用法】水煎服。
【功效】养血健脾,疏肝清热。
【主治】肝郁血虚有热所致的月经不调、经量过多、日久不止,以及经期吐衄等。

## 温经汤

【来源】《金匮要略》
【配方】吴茱萸、麦冬(去心)各9克,当归、芍药、芎䓖、人参、桂枝、阿胶、牡丹皮(去心)、生姜、半夏、甘草各6克。
【用法】上12味,水煎服,每日1剂,分3次温服。
【功效】温经散寒,养血祛瘀。
【主治】冲任虚寒,瘀血阻滞证。漏下不止,经血淋漓不畅,血色暗而有块,月经超前或延后,或逾期不止,或1月再行,或经停不至,而见少腹里急,腹满,傍晚发热,手心烦热,唇口干燥,舌质暗红,脉细而涩。
【按语】本方为妇科调经之常用方。以月经不调、小腹冷痛、经有瘀块、时有烦热、舌质暗红、脉细涩为辨证要点。

## ◎ 痛经

有的女性在行经前后或行经期，下腹部会出现极剧烈的疼痛，称为"痛经"，又叫"生理痛"。原发性痛经多见于年轻女性，来潮起即有疼痛，多因精神紧张，或因子宫发育不良、子宫位置过度屈曲等，使经血流行不畅所致。痛经多发生在经前一两日，或在月经来潮的第1日，于经期逐渐减轻，以至消失。痛经的部位在下腹部，有时放射到腰部或会阴部。

中医学亦称本病为"痛经"，又名"月水来腹痛""经行腹痛""经期腹痛""经痛"等。其病因病机为气血运行不畅，临床常分为气滞血瘀型、寒湿凝滞型、湿热下注型、阳虚内寒型、气血虚弱型、肝肾不足型6个证型。①气滞血瘀型：症见每于经前经期小腹胀痛拒按，月经量少，经行不畅，色紫暗有血块，血块排出后痛减，或伴胸胁乳房作胀，舌质暗或有瘀点，脉弦或涩。治宜理气，化瘀，止痛。②寒湿凝滞型：症见经前数日或经期小腹冷痛，得热痛减，按之痛甚，经量少，经色暗黑有块，舌质淡、苔白腻，脉沉紧。治宜散寒除湿，化瘀止痛。③湿热下注型：症见经前经期小腹疼痛拒按，有灼热感，或伴腰骶胀痛，平素少腹时痛，经色暗红，质稠有块，带下黄稠，舌质红、苔黄而腻，脉弦数或濡数。治宜清热除湿，化瘀止痛。④阳虚内寒型：症见经期或经后小腹冷痛，喜按，得热则舒，经量少，经色暗淡，腰腿酸软，小便清长，舌质淡、苔白润，脉沉。治宜温经，暖宫，止痛。⑤气血虚弱型：症见经后或经期小腹隐隐作痛，或小腹及阴部空坠，喜揉按，月经量少、色淡、质稀，或神疲乏力，或纳少便溏，舌质淡，脉细弱。治宜益气，补血，止痛。⑥肝肾不足型：症见经后小腹绵绵作痛，腰部胀痛，经色暗淡、量少、质稀薄，或潮热，或耳鸣，舌质淡、苔薄白或薄黄，脉细弱。治宜益肾，养肝，止痛。

### 参芪补膏

【来源】验方

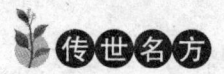 传世名方

【配方】党参50克,黄芪、当归各30克,大枣20枚,红糖100克。
【用法】将前3味药加水煎煮2次,去渣取汁500毫升;再将大枣文火炖烂取汁及枣泥,然后入药汁,加红糖做膏。每次服30克,每日3次。
【功效】补气补血。
【主治】气血不足型痛经。症见经后或经期小腹隐隐作痛,或小腹及阴部空坠,喜揉按,月经量少、色淡、质稀,或神疲乏力,或纳少便溏,舌质淡,脉细弱。

## 姜枣红糖汤

【来源】验方
【配方】干姜、大枣、红糖各30克。
【用法】将大枣去核洗净,干姜洗净切片,加红糖同煎汤服。每日2次,温热服。
【功效】补脾胃,温中益气。
【主治】寒湿凝滞型、气血虚弱型痛经。症见经前数日或经期小腹冷痛,得热痛减,按之痛甚,经量少,经色暗黑有块,舌质淡、苔白腻,脉沉紧。

## 当归生姜羊肉汤

【来源】验方
【配方】羊肉500克,当归60克,黄芪30克,生姜5片。
【用法】羊肉切块,与当归、黄芪、生姜共炖汤。加盐及调味品,吃肉饮汤。
【功效】益气养血。
【主治】气血虚弱型痛经。症见经后或经期小腹隐隐作痛,或小腹及阴部空坠,喜揉按,月经量少、色淡、质稀,或神疲乏力,或纳少便溏,舌质淡,脉细弱。

## 第7章 妇科疾病的传世名方

## ◎ 闭经

闭经又叫"经闭",是指女子年过18岁月经没有来潮,或者是来潮后又连续停经时间达3个月以上。其主要症状为初潮年龄晚并且经量少,逐渐月事不来,并伴有头晕耳鸣、腰酸腿软、烦热盗汗等情况。出现闭经有可能是内分泌异常或者是生殖器官发育不良所致。

中医学将本病称之为"女子不月""月事不来""血枯""血隔"。以"血枯"和"血隔"分虚实,临床分为肝肾不足型、气血虚弱型、阴虚血燥型、气滞血瘀型、痰湿阻滞型5个证型。①肝肾不足型:症见年逾18周岁尚未行经,或由月经后期量少逐渐闭经,体质虚弱,腰酸膝软,舌淡红、苔少,脉沉弱。治宜补肾,养肝,调经。②气血虚弱型:症见月经逐渐后延,量少、经色淡、稀薄,继而闭经,头晕眼花,心悸气短,毛发不泽,舌淡苔薄,脉沉缓。治宜补气、养血、调经。③阴虚血燥型:症见月经由少而至停闭,五心烦热,两颧潮红,盗汗,或骨蒸劳热,或咳嗽咯血,舌红少苔,脉细数。治宜养阴、清热、调经。④气滞血瘀型:症见月经数月不行,精神抑郁,胸胁胀满,少腹胀痛拒按,舌质紫暗,脉沉涩。治宜理气活血,祛瘀通经。⑤痰湿阻滞型:症见月经停闭,形体肥胖,胸胁满闷,呕恶痰多,神疲倦怠,或面浮肢肿,舌苔白腻,脉滑。治宜豁痰除湿,调血通经。

### 益母草煎

【来源】《中医、中西医结合妇产科情报资料》(王蕴蕴方)

【配方】益母草40克,黄酒150毫升。

【用法】益母草加水300毫升,浸泡1小时,煎煮取200毫升,加入黄酒,调而温服。每日1剂。

【功效】温经,活血,调经。

【主治】闭经属气滞血瘀型。症见胸胁胀满,少腹胀痛,舌边紫暗,或有瘀点,脉沉涩。

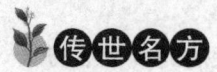

### 四乌鲗骨—芦茹丸

【来源】《黄帝内经》

【配方】乌鲗骨4份，芦茹1份。

【用法】上药研细末，为丸，大如小豆，每次5粒饭前服，饮以鲍鱼汁。每日3次。

【功效】补益肝肾，活血通络。

【主治】闭经属肝肾不足型。症见年逾18周岁尚未行经，或由月经后期量少逐渐闭经，体质虚弱，腰酸膝软，舌淡红、苔少，脉沉弱。

## ◎ 盆腔炎

盆腔炎可分为急性盆腔炎和慢性盆腔炎。急性盆腔炎继续发展可引起弥漫性腹膜炎、败血症、感染性休克，严重者可危及生命。若在急性期未能得到彻底治愈，则可转为慢性盆腔炎。这里重点论述慢性盆腔炎。

慢性盆腔炎指女性盆腔器官发生的慢性炎症。本病常在分娩、流产等刺激后发生。以下腹部持续坠胀疼痛、下腰部酸痛为主要症状，常伴有月经不调、白带过多等症状。

临床可分为3个证型。①气滞血瘀型：多见小腹胀痛，胸闷，带下色黄或白，有时夹有血丝，痛经，经期延长，月经紫色，有血块。②湿热型：多见腰腹疼痛，有灼热感，白带增多，身体疲乏，小便发黄。③寒湿型：多见下腹冷痛，怕凉，白带多，清稀如水，腰酸，食欲不振。

### 红藤败酱汤

【来源】验方

【配方】红藤、败酱草、白花蛇舌草、蒲公英各30克，赤芍20克，香附10克，乳香、没药各6克。

【用法】用水浓煎成100~150毫升，睡前保留灌肠2小时，每日1次。
【功效】清热解毒，利湿化瘀。
【主治】急性盆腔炎属湿热瘀毒者。症见少腹疼痛拒按，带下量多，色黄、质稠，有臭气，或发热，口渴、心烦，舌质红、苔黄腻，脉滑数。

### 活血化瘀片

【来源】验方
【配方】红藤30克，丹皮、元胡、赤芍各20克。
【用法】取上药制成片剂，每次3~4片，每日3次，2周为1个疗程。亦可改用为汤剂，上药加水1000毫升，先用武火煮沸后，改文火续煎30分钟，取药汁。每剂煎服2次，每日1剂。2周为1个疗程。
【功效】活血利湿，化瘀消症。
【主治】慢性盆腔炎属瘀毒内结者。症见下腹胀痛拒按，腰酸纳差，肛门坠胀，带下量多，黄稠气臭。

## ◎ 阴道炎

阴道炎是妇女生殖系统炎症中的一种，系指当阴道的自然防御功能受到破坏时，病原体侵入阴道，使阴道黏膜产生炎症，所分泌的液体量、色、质出现异常，是临床常见病、多发病之一。以带下增多、外阴瘙痒为主要临床表现。阴道分泌物中常可找到病原体。依据其感染的病原体和发病年龄不同，可分为滴虫性阴道炎、念珠菌阴道炎（亦称霉菌性阴道炎）、细菌性阴道病及老年性阴道炎、幼女性外阴阴道炎。其传染方法，或经性交直接传播，或通过浴池（盆）、毛巾、衣物、厕所等间接传播，因而注意个人卫生、避免不洁的性生活及不洁物品的传播对防治本病非常

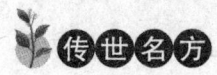 传世名方

重要。

　　本病属中医学"带下病""阴痒"的范畴。本病的病理基础以肝、脾、肾功能失常为本,湿热、热毒、虫侵为标,其中尤其要重视湿热、热毒等外邪的致病作用。临床常分湿热型、脾虚型、肾虚型3个证型。①湿热型:症见带下量多,色黄或白,或赤白,质黏腻,有臭气,或带下量多如豆腐渣状,阴痒(霉菌性阴道炎),或带下量多质稀,呈泡沫状,阴痒(滴虫性阴道炎),舌质红、苔黄腻,脉濡数。治宜清热解毒,利湿止带。②脾虚型:症见带下量多,绵绵不断,色白或淡黄,质稠无臭气,精神倦怠,纳少便溏,舌质淡、苔白腻,脉缓弱。治宜健脾益气,升阳除湿。③肾虚型:肾阴不足者,症见带下赤白,量不多,质稍黏,阴部灼热,干涩刺痛,头晕耳鸣,五心烦热,舌质红、少苔,脉细弦数,老年性阴道炎多属此型,治宜益肾滋阴,清热止带;肾阳不足者,症见带下量多,质稀清冷,腰酸如折,肢冷感,舌质淡、苔白润,脉沉迟,治宜温肾培元,固涩止带。本病的治疗方法,有内治与外治之分,多以外治为主,或内外治合用、中西医结合。

## 易黄汤

【来源】《傅青主女科》

【配方】山药、芡实、黄柏、车前子各10克,白果7～10个。

【用法】取上药加水800毫升,先用武火煎沸后,改用文火续煎30分钟,取药汁,每剂煎服2次,每日1剂。

【功效】健脾利湿,清热止带。

【主治】阴道炎属脾虚湿蕴化热型。症见带色由白转黄,质黏稠,精神不佳,纳食不香,舌质淡、苔薄黄腻,脉濡数。

## 五味消毒饮加减

【来源】验方

【配方】金银花、野菊花各15克，蒲公英、紫花地丁、青天葵、泽泻、黄柏、石斛、郁金各10克，土茯苓40克。

【用法】每天1剂，水煎2次，分早、晚服。10日为1个疗程，一般治疗2个疗程。并用药渣复煎取药液500毫升，待适合温度时冲洗阴道，每天1次，经期停用。

【功效】清热解毒，利湿止痒。

【主治】淋菌性阴道炎属湿热型。症见阴道脓性分泌物增多，臭味，外阴刺痛及烧灼感或合并尿频、尿痛。

## 健脾止带方

【来源】验方

【配方】太子参、鸡冠花各15克，苍术、荆芥穗、车前子各10克。

【用法】取上药加水800毫升，先用武火煎沸后，改用文火续煎30分钟，取药汁。每剂煎服2次，每日1剂。

【功效】健脾益气，升阳除湿。

【主治】阴道炎属脾虚型。症见带下量多，色白或黄，质黏，无臭气，精神疲倦，舌淡、苔白腻，脉缓弱。

## 加味赤小豆汤

【来源】验方

【配方】赤小豆、当归各30克，土茯苓15克，黄柏10克。

【用法】取上药加水800毫升，先用武火煎沸后，改用文火续煎30分钟，取药汁。每剂煎服2次，每日1剂。

【功效】清热利湿。

【主治】阴道炎属湿热型。症见带下量多，色白或黄，质黏稠，有臭气，舌苔黄腻，脉濡数。

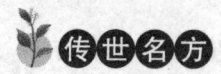

# ◎ 女性不孕

女性不孕症是指育龄期妇女，夫妇同居2年以上，男方生殖功能正常，未避孕而不受孕者，称为原发性不孕；如曾经生育或流产后，无避孕而又2年以上不再受孕者，称为继发性不孕。夫妇一方有解剖生理方面的缺陷，无法纠正而不能妊娠者，称为绝对性不孕；夫妇一方因某种因素阻碍受孕，导致暂时不孕，一旦得到纠正仍然受孕者称为相对性不孕。女性不孕的因素，有卵巢发育异常、排卵功能障碍、黄体功能不全、内分泌功能失调、子宫内膜异位、输卵管阻塞、生殖器官炎症以及免疫因素等。

本病中医称为"不孕症""绝产""绝嗣"，原发性不孕症称为"无子""全不产"，继发性不孕症称为"断绪"，绝对性不孕症称为"五不女"。肾主生殖，不孕与肾的关系密切，并与天癸、冲任、子宫功能失调，或脏腑气血不和，影响胞脉胞络功能有关。临床上常分为肾阳虚型、肾阴虚型、肝郁型、痰湿型、血瘀型5个证型。①肾阳虚型：症见婚久不孕，月经后期量少、色淡或月经稀少甚或闭经，面色晦暗，腰酸腿软，性欲淡漠，大便不实，小便清长，舌淡、苔薄，脉沉细。治宜温肾养血，调补冲任。②肾阴虚型：症见婚久不孕，月经先期量少色红，质稍稠，形体消瘦，腰酸无力，头晕眼花，五心烦热，舌红、苔少，脉细数。治宜滋阴养血，调冲益精。③肝郁型：症见婚久不孕，经行双乳、少腹胀痛，周期先后不定，经血夹块，情志抑郁或急躁易怒，胸胁胀满，舌质暗红，脉弦。治宜疏肝解郁，养血理脾。④痰湿型：症见婚久不孕，经行后期，量少或闭经，面色㿠白，形体肥胖，头晕心悸，呕恶胸闷，苔白腻，脉滑。治宜燥湿化痰，调理冲任。⑤血瘀型：症见婚久不孕，月经后期，经量多少不一，色紫夹块，经行腹痛，块下痛减，平素小腹作痛不舒或腰骶疼痛，舌暗紫，脉弦涩。治宜活血化瘀，调理冲任。

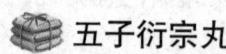 五子衍宗丸

【来源】《丹溪心法》

【配方】枸杞子、菟丝子、覆盆子、车前子各10克，五味子5克。
【用法】每剂煎2次，每日1剂，分2～3次服完。
【功效】补益肝肾，调冲益精。
【主治】不孕症属肝肾精亏者。症见婚久不孕，月经量少、色红，形体消瘦，腰腿酸软，舌质淡红、苔少，脉细。

### 助孕育鳞方

【来源】《中国中医秘方大全》
【配方】淫羊藿、制黄精、生熟地各12克，川牛膝、炙甲片各9克，公丁香、桂枝各2.5克。
【用法】每剂煎2次，每日1剂，分2～3次服完，经净后服7剂。
【功效】益肾通络，调补冲任。
【主治】不孕症属肾阳虚型。症见阳虚宫寒，婚久不孕，经血量少、色淡，性欲淡漠，小便清长，舌淡、苔白，脉沉迟。

## ◎ 子宫肌瘤

　　子宫肌瘤又称子宫平滑肌瘤，是女性生殖器官中最常见的一种良性肿瘤，多见于30～50岁的妇女。其确切病因不清，可能与长期雌激素刺激有关。根据肌瘤的生长部位，可将其分为黏膜下肌瘤、肌壁间肌瘤及浆膜下肌瘤。其生长部位多在子宫体，很少见于子宫颈；肌瘤质地较硬，但可因变性而变软。典型症状为月经过多或继发性贫血，但很多患者无自觉症状，而在普查中发现。子宫肌瘤生长速度缓慢，绝经后停止生长，逐渐萎缩。

　　中医学中无"子宫肌瘤"的病名，但根据其临床表现可归属在"症瘕""血证"范畴。其形成多与正气虚弱，血气失调有关，常见有气滞型、

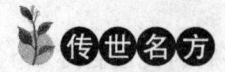
**传世名方**

血瘀型、痰湿型3个证型。①气滞型：症见结块不坚，推之可移，部位不定，痛无定处，或月经后期量少，经行腹痛，或带下偏多，伴小腹胀满，胸闷嗳气，精神抑郁，苔薄白，脉沉弦。治宜行气导瘀，活血消癥。②血瘀型：症见胞中积块坚硬，固定不移，疼痛拒按，月经量多或经期错后，色紫黑有血块。面色晦暗，肌肤乏润，口干不欲饮水，舌边有瘀点，脉沉涩。治宜活血散结，破瘀消癥。③痰湿型：症见下腹部包块按之柔软，时或作痛，带下量多、色白、质黏腻，伴形寒，胸脘痞闷，小便不多，舌质暗紫、苔白腻，脉沉或沉滑。治宜理气化痰、破瘀、消癥。

## 桂枝茯苓丸

【来源】《伤寒论》
【配方】桂枝、茯苓、丹皮、赤芍、桃仁各等份。
【用法】取上药研细末，炼蜜为丸，如梧桐子大小，每次5克，每日2次。亦可煎作汤剂，常规煎法。
【功效】活血散结，破瘀消癥。
【主治】子宫肌瘤属血瘀型。症见积块坚硬，固定不移，舌质紫、有瘀点，脉沉涩。

## 小化坚汤

【来源】验方
【配方】夏枯草、皂刺各15克，炒香附、昆布、海藻、艾叶炭各10克，蒲黄、红花各6克。
【用法】每剂煎2次，每日1剂，分2~3次服完。
【功效】活血软坚，化痰消癥。
【主治】子宫肌瘤属痰湿型。症见肌瘤不消，固定不移，舌苔白腻。

# 第8章 男科疾病的传世名方

## ◎ 遗精

　　遗精是指在无性交活动的状态下发生的射精。多见于未婚男子。据统计未婚青壮年80%有此现象，其特点是非人为情况下精液遗泄。当睾丸精囊、前列腺及尿道球腺产生的精液积聚到一定的数量处于饱和状态时，就会通过遗精方式排出体外。通常正常未婚男子每月遗精2次左右，属正常生理现象，但如频繁发生，每月超过5次，或已婚男子有规律的性生活仍发生遗精者，则为病理性遗精。一般病程较长，反复发作。给予积极治疗可痊愈。临床对病理性遗精的诊断，主要依据是病史以及相应的原发病的症状和实验室检查异常。本病与大脑皮质持续兴奋、泌尿生殖系疾病及体质过于虚弱有关。因此本病的预治策略是加强性知识教育，建立有规律的生活秩序，治疗原发病。

　　中医称本病为"失精""精溢""遗精"等。同时又称有梦而遗为梦遗，无梦而遗甚则见色流精为滑精。两者无本质区别。临床分君相火旺型、湿热下注型、肾气不固型3个证型。①君相火旺型：症见梦多遗精，心烦心悸，头晕耳鸣，口干苦，溲黄便干，舌红、苔薄黄，脉细数。治宜养阴清火。②湿热下注型：症见遗精频作，茎中痒痛，阴囊潮湿，伴口苦纳呆，小便短赤，大便黏滞不爽，或有忍精及饮酒史，舌质红、苔黄腻，脉濡数。治宜清热利湿。③肾气不固型：症见病史较长，反复发作，遗精频发，腰膝酸软，遗后尤著，头昏乏力，精神萎靡，情志抑郁，小便频数，

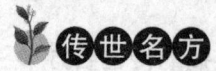

舌淡红、苔白,脉细弦。治宜补肾涩精。

## 断遗汤

【来源】《医学集成》
【配方】人参30克,山药、芡实、麦冬各15克,五味子3克。
【用法】取上药加水700毫升同煎,先用武火煎沸后,改用文火续煎10～15分钟,取药汁分2～3次服完。每剂煎2次,每日1剂。
【功效】益气养心,健脾固涩。
【主治】遗精属心脾气虚者。

## 培土养阴汤

【来源】《不居集》
【配方】制首乌9克,丹参、白扁豆、谷芽、芡实、莲须各3克,白芍、车前子各2.4克,莲子肉4.5克,猪腰1具。
【用法】取上药加水700毫升同煎,先用武火煎沸后,改用文火续煎10～15分钟,取药汁分2～3次服完。每剂煎2次,每日1剂。
【功效】益肾健脾。
【主治】遗精属脾肾两虚、阴分不足者。

## 消炎汤

【来源】《医学集成》
【配方】山药、芡实、麦冬各30克,玄参、生地各15克,丹参9克,莲心6克,天冬3克,五味子1.5克。
【用法】取上药加水700毫升同煎,先用武火煎沸后,改用文火续煎10～15分钟,取药汁分2～3次服完。每剂煎2次,每日1剂。
【功效】益气养阴,清心止遗。
【主治】遗精属心火上炎、心包火动者。

## 第8章 男科疾病的传世名方

### 心肾两交汤

【来源】《医学碎金录》
【配方】熟地、麦冬各30克，山药、芡实各15克，黄连1.5克，肉桂0.9克。
【用法】取上药加水700毫升同煎，先用武火煎沸后，改用文火续煎10～15分钟，取药汁分2～3次服完。每剂煎2次，每日1剂。
【功效】养阴泄火，交通心肾。
【主治】遗精属心肾不交、心阴不足、虚火上炎者。

### 润木汤

【来源】《医学集成》
【配方】当归、白芍、焦白术各30克，茯苓、金樱子各15克，菊花9克，炒栀子6克，五味子3克，甘草1.5克。
【用法】取上药加水700毫升同煎，先用武火煎沸后，改用文火续煎10～15分钟，取药汁分2～3次服完。每剂煎2次，每日1剂。
【功效】疏肝润木，清热止遗。
【主治】遗精属肝气郁结者。

## ◎ 少精子症

少精子症是指生育期男性在禁欲3～5天后，3次以上精液化验精子密度均低于$2×10^7$/mL的病症。本病一般无明显临床症状，只是因不孕育就医时，检查精液常规提示精子数量低于正常而被诊断。本病的预后要根据其成因及精子活力等进行综合判断。少精子症病因复杂，要做到病因诊断较难，首先要做全身及生殖系统的仔细检查，以明确是否存在先天发育异常、隐睾、精索静脉曲张、泌尿道感染等；其次要测定阴囊温度、激素水

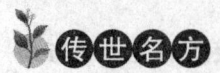

平、血清及精浆抗体水平等；最后考虑 CT、MRI、睾丸活检、精道造影及阴囊探查等。本病的治疗主要是内分泌治疗和病因治疗，适当配合应用增强精子活力的药物。平时宜加强营养、戒烟、戒酒，劳逸结合，性生活有节制。

中医有"精少无子"的记载，"精少"大致与少精子症相类似。临床分肾精亏损型、脾肾阳虚型、气血两虚型3个证型。①肾精亏损型：症见精液量少或量多稀薄，神疲乏力，腰酸膝软，头晕目眩，健忘恍惚，记忆力减退，舌淡、苔白，脉细弱。治宜大补真元，益肾填精。②脾肾阳虚型：症见阳痿早泄，性欲减退，精冷不育，肢体畏寒，面色苍白，自汗便溏，小便清长，舌淡、苔薄白，脉沉细。治宜补脾益肾，温壮阳气。③气血两虚型：常见患者面色萎黄，形体衰弱，神疲乏力，头晕目眩，气短心悸，性欲减退，舌淡、苔薄白，脉细软。治宜补中益气，养血生精。

## 中科活精汤1方（加减）

【来源】验方
【配方】淫羊藿10克，肉苁蓉、菟丝子各15克，山药、龟板各20克，枸杞、巴戟天各12克。
【用法】水煎服，每日1剂，分早、晚服。
【功效】健脾益肾，生精填髓。
【主治】少精子症属脾肾不足、精竭不育者。

## 中科活精汤2方（加减）

【来源】验方
【配方】生首乌、黄精、金银花各20克，菟丝子、当归、连翘各15克，桃仁、红花各6克。
【用法】水煎服，每日1剂，分早、晚服。
【功效】滋阴益肾，活血化瘀，育精生子。

【主治】少精子症属热灼阴精、经脉瘀阻者。

### 中科生精汤（加减）

【来源】验方

【配方】蒲公英15克，地丁草12克，野菊花8克，盐知母、盐黄柏、山苍术各10克。

【用法】水煎服，每日1剂，分早、晚服。

【功效】清热利湿，抑阳养阴，益肾复精。

【主治】少精子症属精室湿热、热灼阴竭者。

## ◎ 阴茎勃起障碍

阴茎勃起障碍通常指男性在性欲冲动和性交要求下阴茎不能勃起，或阴茎虽能勃起但不能维持足够的硬度，以致性交时阴茎不能置入阴道，或置入阴道即萎软。勃起障碍是男性性功能障碍中最常见的病症。

本病属中医学"阳痿""阴痿""阳事不举"等范畴。临床分为阴虚火旺型、肾阳不足型、肝气郁结型和血脉瘀滞型4个证型。①阴虚火旺型：常见于青壮年，症见阴茎能举，但临阵即软，伴有早泄、心悸、出汗多，口渴怕热，腰膝酸软，溲黄便干，舌红、少苔，脉细数。治宜滋阴降火。②肾阳不足型：常见于老年人，症见阳事不举逐渐加重，病程长，伴腰膝冷痛，头晕耳鸣，射精量少，性事后疲劳，难以恢复，舌质淡、苔薄白，脉沉细。治宜温补肾阳。③肝气郁结型：症见阳痿不起，或举而不坚，时轻时重，晨间有勃起，精神抑郁，胸闷善太息，胁肋胀满，或有性欲下降，舌质暗红、苔薄白，脉细弦。治宜疏肝解郁。④血脉瘀滞型：或因跌打损伤，负重过度，强力行房，金刃所伤，损伤血络，或虽无明显外伤史，但病程日久，久病入血入络。症见阳痿伴睾丸刺痛，胸胁胀闷窜痛，

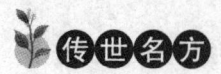

性情急躁,胁下痞块,或腹、腰、阴部刺痛,舌暗或有瘀点,脉涩。治宜活血化瘀。

## 龙胆泻肝汤

【来源】《医方集解》
【配方】龙胆草(酒炒)4.5克,炒黄芩8克,栀子(酒炒)、当归(酒洗)、生地黄(酒洗)各9克,泽泻、木通、车前子各6克,柴胡、生甘草各3克。
【用法】上药为粗末,水煎空腹服。
【功效】清利肝胆湿热。
【主治】阴茎勃起障碍属肝经湿热者。症见阳痿,泄精过早,头晕目眩,口苦咽干,或见阴痒淋浊,小腹作胀,小便黄,舌红、苔黄,脉弦数。

## 乌鸡白凤丸

【来源】验方
【配方】乌鸡白凤丸4丸,盐1克。
【用法】每次2丸,每日2次,淡盐开水适量调服。
【功效】补气养血。
【主治】阴茎勃起障碍属气血亏虚者。症见老年人,或久病后,勃起时间不长,早泄,性欲淡漠,腰膝酸软,精神萎靡,头发脱落,夜尿增多,面色淡白,舌淡、苔白,脉细弱。

## 杞叶羊肾汤

【来源】验方
【配方】枸杞鲜叶250克,羊肾1对,葱白15茎,生姜3片,食醋适量。
【用法】将羊肾剖开,去筋膜,洗净,切片,再与其他4味一起煮汤服用。

每日1剂，佐膳食用，可以常吃。
【功效】补肾气，益精髓。

## ◎ 阳痿

阳痿是指性交时阴茎不能有效地勃起致性交不满足，其表现形式多样，可以在任何情况下阴茎都不能勃起；性兴奋不能勃起，但在睡眠、晨间、黄昏刺激时又自发勃起；性兴奋时开始能勃起，但插入阴道不能完成正常性交，或虽能插入但在射精前就已松软下来。发生阳痿的原因是多种多样的，比较复杂。临床上大致分为器质性阳痿和心理性阳痿2大类。

### 雄起壮阳栓

【来源】《中医药学刊》（2001年第1期）
【配方】淫羊藿12克，丹参12克，黑蚂蚁9克，九香虫6克，制蜈蚣6克，罂粟壳9克。
【用法】待血糖稳定在正常范围内，每晚1粒，睡前纳入直肠内，连用90天为1个疗程。
【功效】温肾壮阳，理气活血。
【主治】糖尿病阳痿。
【按语】治疗期间，禁止酗酒及过度吸烟，疗程前15天内禁止同房，并避免性刺激。

### 敷命门穴方

【来源】《中医外治杂志》（2003年第4期）
【配方】淫羊藿、蛇床子、皂荚、马钱子、肉苁蓉、黑附片、丁香各

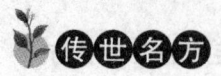

**传世名方**

100克。

【用法】取上述药物水煎2次，再浓缩成膏，阴凉干燥，研为细末，过100目筛，用白酒将药末调为干糊状，取药糊2克，于命门穴处，外用胶布覆盖，每日换药1次，15天为1个疗程。

【主治】阳痿。

【按语】治疗期间，禁房事、烟酒，调摄精神。

## ◎ 早泄

早泄是射精障碍的一种类型，是男性性功能障碍的常见病症之一。一般指射精发生在阴茎插入阴道之前或正插入阴道时或插入阴道不久，在男子意愿射精之前，即在性活动中不能随意控制射精反射而射精。早泄可出现于各个年龄层次的已婚男性。临床以性活动旺盛的青壮年者多见。

中医称之为"鸡精"。临床可分为阴虚火旺型、肾气不足型、肝经湿热型3个证型。①阴虚火旺型：症见欲念时起，阳事易举，临房早泄，心烦口渴，头晕耳鸣，夜寐盗汗，舌红、少苔，脉细数。治宜滋阴降火。②肾气不足型：常见于年龄偏大或病程较久者，症见阳物难举，甫门即泄，或乍交即泄，腰膝酸软，面色苍白，头晕乏力，舌淡、苔薄白，脉沉细弱。治宜补肾固精。③肝经湿热型：症见阴茎易举，乍交即泄，心烦易怒，口苦咽干，溲黄便干，阴部潮湿，舌红、苔黄腻，脉滑数，治宜清肝利湿。

### 清肾汤

【来源】《杂病源流犀烛》

【配方】焦黄柏、生地、天门冬、茯苓各10克，煅牡蛎20克，炒山药15克。

【用法】取上药加水700毫升同煎，先用武火煎沸后，改用文火续煎

10～15分钟，取药汁分2～3次服完。每剂煎2次，每日1剂。

【功效】清热泻火，滋肾养阴。

【主治】早泄属虚火迫精者。症见阳事易举，临房即泄，潮热盗汗，舌红、少苔。

## 知柏地黄汤

【来源】《医宗金鉴》

【配方】知母6克，熟地12克，黄柏、山萸肉、山药、泽泻、茯苓、丹皮各10克。

【用法】取上药加水700毫升同煎，先用武火煎沸后，改用文火续煎10～15分钟，取药汁分2～3次服完。每剂煎2次，每日1剂。

【功效】滋阴降火。

【主治】早泄属阴虚火旺型。症见早泄，性欲亢进，面色潮红，头晕目眩，盗汗，五心烦热，口干，舌红、少苔，脉细数。

## 加减金锁固精汤

【来源】《医学探骊集》

【配方】豆蔻、五倍子各6克，金樱子、海金沙、龙骨、牡蛎各9克，焦白术、罂粟壳各12克，竹叶3克。

【用法】取上药加水700毫升同煎，先用武火煎沸后，改用文火续煎10～15分钟，取药汁分2～3次服完。每剂煎2次，每日1剂。

【功效】固肾涩精，健脾助胃。

【主治】早泄属肾气不足型。症见年龄偏大或病程较久者，阳物难举，甫门即泄，或乍交即泄，腰膝酸软，面色苍白，头晕乏力。

## 八味肾气丸

【来源】《金匮要略》

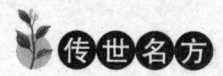
传世名方

【配方】桂枝6克,熟地12克,熟附子、山萸肉、山药、泽泻、茯苓、丹皮各10克。
【用法】取上药加水700毫升同煎,先用武火煎沸后,改用文火续煎10~15分钟,取药汁分2~3次服完。每剂煎2次,每日1剂。
【功效】益肾固精。
【主治】早泄属肾气不足型。症见性欲减退,性交早泄,腰膝酸软,疲乏神差,小便清长,舌淡、苔白,脉细弱。

### 右归丸

【来源】《景岳全书》
【配方】熟地黄24克,山药(炒)、枸杞子(微炒)、菟丝子(制)、鹿角胶(炒珠)、杜仲(姜汁炒)各12克,山茱萸(微炒)、当归各9克,肉桂、制附子各6克。
【用法】上药蜜丸,每服9克。亦可作汤剂,水煎服。
【功效】温补肾阳,填精益髓。
【主治】肾阳不足,命门火衰证。年老或久病气衰神疲,畏寒肢冷,腰膝软弱,阳痿遗精,或阳衰无子,或饮食减少,大便不实,或小便自遗,舌淡苔白,脉沉而迟。

## ◎ 免疫性不育

免疫性不育一般是指在性生活正常、射精功能正常并排除其他不育因素(免疫因素有时与其他病因同时存在)的情况下,由血清或(和)精浆中的抗精子抗体引起的不育。大约有10%的不育夫妇与免疫因素有关。临床上本病并无明显症状,但其危害却很大,不仅影响精液的质量,而且对受精及受精前后各阶段产生损害。

中医无相应病名，大致归属"无子""求嗣"等范畴。临床分为阴虚湿热型、脾肺气虚型2个证型。①阴虚湿热型：多有房劳过度史，或有男性生殖道损伤、感染史，症见腰膝酸软，五心烦热，口渴喜饮，夜寐盗汗，阴囊潮湿，小便黄，大便干，舌红、苔薄腻，脉濡数。治宜滋阴降火，清热利湿。②脾肺气虚型：多有上呼吸道感染及肠道感染史，平时容易感冒。症见鼻塞，咽痛咳嗽，或有纳少便溏，腹胀腹痛，恶心欲吐，头昏自汗，面色少华，舌淡、苔薄白，脉细弱。治宜健脾和胃，补益肺气。

## 金匮肾气丸

【来源】《金匮要略》
【配方】知母、黄柏、丹皮、泽泻、云苓各9克，生熟地各15克，山药、山萸肉各12克，生甘草6克。
【用法】水煎服，每日1剂。
【功效】滋阴降火。
【主治】热灼肾阴，相火偏旺，阳强难倒，不能射精。

## 滋阴清热方

【来源】《辨证录》
【配方】熟地30克，玄参15克，麦冬、生地、丹皮、山药、石斛、海参各9克。
【用法】水煎服，每日1剂，分2次服。
【功效】滋阴清热。
【主治】因精室蕴热所致的不育症。

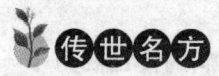

## ◎附：补肾奇方

### 四瑞玄武汤

【来源】《钱乙方解集要》

【配方】枸杞15粒，益智仁、熟枣仁各6克，黑豆30克，怀山12克，陈皮、肉桂、杜仲花、虫草各3克，鹿心血2克，人参5克，芡实、覆盆子、黄精、肉苁蓉各9克，牡蛎15克，羊肾2个或牛肾1个。

【用法】牡蛎捣碎，和牛肾（或羊肾）先煎30分钟，再下除人参之外其他材料，煮至肾烂熟，再加人参再煮5分钟，关火吃肉喝汤，每日1剂。

【功效】补肾填精，补中益气，调节先天阴阳平衡。

【主治】肾精亏虚、肾气虚、肾阴虚、肾阳虚等诸多症状。